現代の
歯性上顎洞炎

[改訂第2版]

医科と歯科のはざまで

佐藤公則

久留米大学医学部耳鼻咽喉科・頭頸部外科学講座 客員教授
佐藤クリニック耳鼻咽喉科・頭頸部外科・睡眠呼吸障害センター 院長

九州大学出版会

はじめに（改訂第2版）

『現代の歯性上顎洞炎　医科と歯科のはざまで（2011年，初版）』を上梓して4年が経過した。多くの医師と歯科医師に御購読いただき完売した。またこの4年間に現代の歯性上顎洞炎の新たな知見が判明した。そこで初版を絶版にし，あらたに改訂版として改訂第2版を出版することにした。

　歯性上顎洞炎は日常臨床でよく遭遇する古くからある疾患である。しかしその成因から病態さらに診断と治療について述べた成書は意外に少ない。また医学と歯学の進歩，医療環境の変化に伴って歯性上顎洞炎の病態・診断・治療は，最近変化している。
　病態に関しては，国民の衛生意識の向上に伴って，未処置の齲歯（歯髄死歯）が歯性上顎洞炎の原因歯になることは非常にまれになった。一方で歯内療法（根管処置），修復治療（齲蝕切削，窩洞形成，インレー修復）などの歯科治療後の歯が原因歯である歯性上顎洞炎が増加している。したがって日常臨床では，歯科治療後の歯で外見上齲歯がなく，根管処置（抜髄，根管充填）と冠装着などの歯冠修復，あるいはインレー修復がなされていても，歯性上顎洞炎の原因歯として疑うことが非常に大切である。また口腔インプラント治療などの歯科治療に伴う上顎洞炎も増加傾向にある。歯科処置後あるいは歯科処置中の歯が歯性上顎洞炎の原因歯である場合は，無用のトラブルを避けるためにも患者に対する説明に配慮が必要である。
　診断に関しては，顎顔面用のConebeam CTの出現により歯性上顎洞炎の病態と診断がかなり正確に行えるようになった。歯性上顎洞炎の正確な病態の把握と診断に，Conebeam CTは不可欠である。
　治療に関しては，Ostiomeatal complex（中鼻道自然口ルート）の閉塞性病変が，上顎洞炎をはじめとした副鼻腔炎の原因であるというNauman（1965）の治療理念が，歯性上顎洞炎の治療理念にもあてはまる。上顎洞の換気（ventilation）と排泄（drainage）の要であるOstiomeatal complexの閉塞は，歯性上顎洞炎（歯性副鼻腔炎）の治癒を遷延化させる重要な因子である。この治療理念からも保存的治療に抵抗する歯性上顎洞炎は，内視鏡下副鼻腔手術の良い適応である。
　一方で原因歯の治療に関しては，抜歯の適応などその治療方針に一定の見解は得られていない。しかし「歯性上顎洞炎の原因歯を抜歯しなければ，歯性上顎洞炎は治癒しない」という考えは改めるべきである。閉鎖副鼻腔での炎症の悪循環を形成してしまった歯性上顎洞炎は，その原因歯を抜歯しても歯性上顎洞炎は治癒しない場合が少なくないからである。
　歯性上顎洞炎の診断と治療に関しては医科と歯科の間で必ずしもコンセンサス（意見の一致）が

得られておらず，治療法も異なっている．この結果，医科と歯科のはざまで病状と治療方針の説明に困惑する患者も少なくない．現代の医療水準に基づいた標準的な治療が，医科歯科を問わずどの患者にも行われるべきである．

歯性上顎洞炎の病態の理解，診断，治療に際しては，歯と上顎洞の関係にのみ目を向けるのではなく，歯と鼻・副鼻腔の関係に目を向けることが重要である．すなわち歯と上顎洞炎の診断と治療ではなく，歯と鼻・副鼻腔炎そしてそれらの炎症治癒を遷延化させる因子の診断と治療が必要である．すなわち歯性上顎洞炎ではなく歯性副鼻腔炎として病態を捉え，治療を行う必要がある．個々の患者の病態は一様ではない．個々の病態と患者の生活の質（QOL: Quality of life）に応じた治療計画と集学的治療が必要である．

歯性上顎洞炎の個々の病態の把握と治療法の選択には耳鼻咽喉科・頭頸部外科学と歯科学の両方の知識が必要である．本書は耳鼻咽喉科・頭頸部外科医により執筆された書である．医師が読んでも容易に理解できるように，歯科学の基本的な項目に関しても解説した．また歯科医師が読んでも容易に理解できるように，耳鼻咽喉科・頭頸部外科学，特に鼻科学の基本的な項目に関しても解説した．

本書が耳鼻咽喉科・頭頸部外科医だけでなく，歯科医あるいは歯学研究者にとっても参考になる書になれば幸いである．

最後に長年御指導を賜っております久留米大学平野　実名誉教授，中島　格名誉教授，研鑽の場を与えて頂いております梅野博仁教授，久留米大学耳鼻咽喉科・頭頸部外科学講座のスタッフの皆様に感謝申し上げます．また本書の改訂出版に際し大変お世話になりました九州大学出版会編集部の方々に感謝申し上げます．

2015 年 9 月 30 日

はじめに（初版）

　歯性上顎洞炎（歯性副鼻腔炎）は日常臨床でよく遭遇する古くからある疾患である。教科書的には「齲歯に伴う片側性の上顎洞炎を認めたら歯性上顎洞炎を疑え」とこれまでいわれてきた。しかし医学と歯学の進歩に伴って歯性上顎洞炎の病態・診断・治療は，近年変化している。

　病態に関して近年特徴的なことは，国民の衛生意識の向上に伴って未処置の齲歯（歯髄死歯）が原因歯になることはまれになり，不十分な根管処置を伴った歯科処置後の歯が原因歯になる例が多くなったことである。したがって歯科で治療された歯で外見上齲歯がなく，根管処置と冠装着などの歯冠修復がなされた歯でも歯性上顎洞炎の原因歯として疑うことが非常に大切である。またインプラント治療に伴う上顎洞炎も最近散見されるようになってきた。

　診断に関して近年特徴的なことは，顎顔面用のコーンビーム（Conebeam）CTの出現により歯性上顎洞炎の病態と診断がより正確に行えるようになったことである。

　治療に関して近年特徴的なことは，保存的治療に抵抗する歯性上顎洞炎は内視鏡下副鼻腔手術の良い適応であり，従来行われていた歯肉（歯齦）切開による上顎洞根本手術は行われなくなったことである。内視鏡下副鼻腔手術の導入により，低侵襲で手術時間が短く，術後の苦痛が少ない手術が行えるようになり，短期滞在手術の適応にもなってきた。一方で原因歯の治療に関しては，抜歯の適応などその治療方針に一定の見解は得られていない。

　歯性上顎洞炎は日常臨床でよく遭遇する古くからある疾患である。しかしその成因から病態さらに診断と治療について述べた成書は意外に少ない。またその診断と治療に関しては医科と歯科の間で必ずしもコンセンサス（意見の一致）が得られておらず，治療法も異なっており，一定の見解が得られていない事項もある。この結果，医科と歯科のはざまで病状と治療方針の説明に困惑する患者も少なくない。

　歯性上顎洞炎の病態の理解，診断，治療に際して重要なことは，歯と上顎洞の関係にのみ目を向けるのではなく，歯と鼻・副鼻腔の関係に目を向けなければならないことである。すなわち歯と上顎洞炎の診断と治療ではなく，歯と鼻・副鼻腔炎そしてそれらの炎症治癒を遷延化させる因子の診断と治療が必要である。本書で述べるように個々の患者の病態は一様ではない。個々の病態と患者の生活の質（QOL：Quality of life）に応じた治療計画と集学的治療が必要である。本書では長年の著者の臨床経験と病理組織学的見地から得られた現代の歯性上顎洞炎の病態・診断・治療に関して解説する。

　なお歯性上顎洞炎の個々の病態の把握と治療法の選択には耳鼻咽喉科・頭頸部外科学と歯科学の

両方の知識が必要である．本書は耳鼻咽喉科・頭頸部外科医により執筆された書である．医師が読んでも容易に理解できるように，歯科学の基本的な項目に関しても解説した．また歯科医が読んでも容易に理解できるように，耳鼻咽喉科・頭頸部外科学，特に鼻科学の基本的な項目に関しても解説した．

　本書が耳鼻咽喉科・頭頸部外科医だけでなく，歯科医あるいは歯学研究者にとっても参考となる書になれば幸いである．

2011 年 5 月 31 日

目　　次

はじめに（改訂第2版） ………………………………………………………………… i
はじめに（初版） ………………………………………………………………………… iii

1. 医科と歯科のはざまで ……………………………………………………… 1

2. 歯性上顎洞炎の臨床組織解剖 ……………………………………………… 5

2.1 歯の組織 ……………………………………………………………………… 5
2.2 上顎の歯の名称 ……………………………………………………………… 6
2.3 歯の記号（歯牙記号） ……………………………………………………… 7
2.4 歯および歯周組織とエックス線像 ………………………………………… 8
　(1) 歯槽骨
　(2) 歯槽硬線
　(3) 歯根膜腔（歯根膜隙）
　(4) 歯髄と歯髄腔
　(5) 象牙質
　(6) エナメル質
　(7) セメント質
2.5 歯の血管 ……………………………………………………………………… 15
2.6 歯根と上顎洞との解剖学的関係 …………………………………………… 16
2.7 上顎歯の神経 ………………………………………………………………… 18
2.8 上顎歯の神経と伝達麻酔 …………………………………………………… 21
　(1) 眼窩下神経前上歯槽枝ブロック（伝達麻酔）
　(2) 眼窩下神経後上歯槽枝ブロック（伝達麻酔）
　(3) 眼窩下神経ブロック（伝達麻酔）
　(4) 大口蓋神経ブロック（伝達麻酔）
　(5) 鼻口蓋神経ブロック（伝達麻酔）

> memo 1. 歯周組織 ………………………………………………………… 6
> 　　　 2. 歯 ………………………………………………………………… 6

　　　　3. 方向用語 ·· 7
　　　　4. 上顎大臼歯の根の表し方 ································ 7
　　　　5. シャーピー線維と抜歯 ·································· 11
　　　　6. 歯髄腔の異常 ·· 12
　　　　7. 齲蝕と齲歯 ·· 14
　　　　8. 犬 歯 窩 ·· 22
　　　　9. 上顎歯の神経と伝達麻酔 ································ 22

3. 歯性上顎洞炎（歯性副鼻腔炎）の分類 ················ 23

　　　　memo 1. 診断名としての歯性上顎洞炎 ················ 24

4. 歯性上顎洞炎（歯性副鼻腔炎）の病態 ················ 25

4.1　歯性上顎洞炎の発症 ···································· 26
4.2　根尖歯周組織の炎症性病変 ···························· 27
　　(1) 急性根尖性歯周炎
　　(2) 慢性根尖性歯周炎
4.3　根尖歯周組織の炎症性病変による歯性上顎洞炎 ·········· 31
　　(1) 齲歯の根尖病巣による歯性上顎洞炎
　　(2) 歯内療法（根管処置）後の根尖病巣による歯性上顎洞炎
　　(3) 修復治療（齲蝕切削，窩洞形成，インレー修復）後の根尖病巣による歯性上顎洞炎
　　(4) 歯の外傷後の根尖病巣による歯性上顎洞炎
4.4　辺縁歯周組織の炎症性病変による歯性上顎洞炎 ·········· 42
4.5　上顎囊胞による歯性上顎洞炎 ·························· 44
　　(1) 発育性囊胞
　　(2) 炎症性囊胞
　　(3) 術後性上顎囊胞
4.6　歯科治療による歯性上顎洞炎 ·························· 48
　　(1) 上顎骨内・上顎洞内異物による歯性上顎洞炎
　　(2) 口腔・上顎洞穿孔，口腔・上顎洞瘻による歯性上顎洞炎
　　(3) 歯科インプラント治療による上顎洞炎
4.7　上顎の形態：根尖と上顎洞底の距離 ···················· 59
4.8　歯性上顎洞炎（歯性副鼻腔炎）の治癒遷延化因子 ········ 59

(1) 鼻・副鼻腔形態の異常
　(2) 粘膜防御機能の低下
　(3) 鼻・副鼻腔・上気道粘膜の炎症，感染
4.9 難治性歯性上顎洞炎の病態 …………………………………………………… *65*

> memo 1. 患者への説明 ……………………… *26*
> 　　　 2. 歯性感染症 ………………………… *26*
> 　　　 3. 歯冠修復 …………………………… *26*
> 　　　 4. 歯性上顎洞炎の誘因 ……………… *29*
> 　　　 5. 根尖病巣 …………………………… *31*
> 　　　 6. 根管充填 …………………………… *36*
> 　　　 7. 歯　瘻 ……………………………… *36*
> 　　　 8. 象牙質・歯髄複合体 ……………… *39*
> 　　　 9. 歯槽膿漏 …………………………… *43*
> 　　　10. インプラント治療時の上顎洞底挙上術 ……… *57*
> 　　　11. 上顎骨 ……………………………… *58*
> 　　　12. Ostiomeatal complex, Ostiomeatal unit（中鼻道自然口ルート）…… *62*

5. 歯性上顎洞炎（歯性副鼻腔炎）の診断 …………………………… *66*

5.1 問　診 …………………………………………………………………………… *66*
5.2 視　診 …………………………………………………………………………… *67*
　(1) 鼻　腔
　(2) 口腔（歯と歯周組織）
5.3 打　診 …………………………………………………………………………… *70*
5.4 電気歯髄診断 …………………………………………………………………… *70*
5.5 上顎洞試験穿刺 ………………………………………………………………… *71*
5.6 エックス線検査 ………………………………………………………………… *71*
　(1) エックス線単純撮影（口内法，咬合法）
　(2) パノラマエックス線撮影
　(3) エックス線断層撮影
　(4) CT撮影，コーンビームCT撮影

6. 歯性上顎洞炎（歯性副鼻腔炎）の治療 …………………………… *84*

6.1 原因歯の治療 …………………………………………………………………… *85*
　(1) 抜　歯

(2) 歯内療法
　　(3) 根尖切除術
6.2 歯性上顎洞炎（歯性副鼻腔炎）の治療 …………………………………… 89
　　(1) 保存的治療
　　(2) 歯肉（歯齦）切開による経上顎的手術
　　(3) 内視鏡下副鼻腔手術
6.3 上顎囊胞の治療 ………………………………………………………… 99
　　(1) 発育性囊胞の手術
　　(2) 炎症性囊胞の手術
　　(3) 術後性上顎囊胞の手術
6.4 原因歯の病態に応じた原因歯と歯性上顎洞炎の治療 ……………… 102
　　(1) 原因歯が根尖病巣を伴った未処置の齲歯の場合
　　(2) 原因歯が根尖病巣を伴った歯内療法（根管処置）後の歯の場合
　　(3) 原因歯が根尖病巣を伴った修復治療（齲蝕切削，窩洞形成，インレー修復）後の歯の場合
　　(4) 原因歯が根尖病巣を伴った外傷後の歯の場合
　　(5) 原因歯が辺縁性歯周炎を伴った歯の場合
　　(6) 原因歯が囊胞を伴った歯の場合
6.5 口腔・上顎洞穿孔，口腔・上顎洞瘻の治療 ………………………… 107
　　(1) 口腔・上顎洞穿孔の1次的閉鎖手術
　　(2) 口腔・上顎洞瘻の閉鎖手術

---

memo 1. 抜歯と伝達麻酔 ……………………………………… *86*
　　　2. 医師と抜歯 …………………………………………… *86*
　　　3. 歯内療法 ……………………………………………… *88*
　　　4. 根管処置 ……………………………………………… *88*
　　　5. 歯性上顎洞炎の急性増悪と歯科治療 ………………… *88*
　　　6. 歯病変の診断・処置・手術と手術用顕微鏡 ………… *88*
　　　7. マクロライド療法 …………………………………… *90*
　　　8. 歯頸部粘膜切開の有用性 …………………………… *92*
　　　9. 局所麻酔か全身麻酔か？ …………………………… *98*
　　　10. 鼻腔整復術，鼻腔側壁整復術 ……………………… *98*
　　　11. 歯性上顎洞炎に対する内視鏡下副鼻腔手術は
　　　　　上顎洞のみを手術すればよいのか？ ……………… *98*
　　　12. 歯性上顎洞炎の原因歯は抜歯するのか？ ………… *105*
　　　13. 無症状の根尖病巣 ………………………………… *105*

7. 上顎洞性・上顎性歯性病変による歯性上顎洞炎（歯性副鼻腔炎）の病態，診断と治療 ……………………… *112*

7.1 上顎洞性・上顎性歯性病変による歯性上顎洞炎の病態 ……………………… *112*
(1) 急性上顎洞炎が原因の上顎洞性歯性病変による歯性上顎洞炎
(2) 上顎嚢胞が原因の上顎性歯性病変による歯性上顎洞炎

7.2 上顎洞性・上顎性歯性病変の病理組織 ……………………… *117*
(1) 肉眼所見
(2) 病理組織所見

7.3 上顎洞性・上顎性歯性病変による歯性上顎洞炎の診断 ……………………… *123*
(1) 問　診
(2) 視　診
(3) 打　診
(4) 電気歯髄診断
(5) エックス線検査

7.4 上顎洞性・上顎性歯性病変による歯性上顎洞炎の治療 ……………………… *125*
(1) 炎症罹患歯が歯髄死に至っていない場合
(2) 炎症罹患歯が歯髄死に至っている場合

> memo 1. 逆行性歯髄炎 ……………………… *117*

著者による歯性上顎洞炎の関連論文 ……………………… *127*
索　引 ……………………… *129*

1

医科と歯科のはざまで

　歯性上顎洞炎は日常臨床でよく遭遇する古くからある疾患である。しかしその診断と治療に関しては医科と歯科の間で必ずしもコンセンサス（意見の一致）が得られておらず，治療法も異なっており，一定の見解が得られていない事項もある。この結果，医科と歯科のはざまで病状と治療方針の説明に困惑する患者も少なくない。

症例1：47歳，女性（図1-1）

　外来に47歳の女性が来院した。右副鼻腔炎を10年来指摘されており，以前に右歯性上顎洞炎の診断を受け，右上顎第1大臼歯はすでに抜歯されている。

　現在通院している耳鼻咽喉科医院では，「歯が原因の歯性上顎洞炎であるので抜歯を歯科で行ってもらわないと上顎洞炎は治癒しない」といわれている。現在通院している歯科医院では，「歯は悪くないが，耳鼻咽喉科の医師がそういうのであれば抜歯しましょうか」といわれている。「鼻の症状だけで歯の症状はなく，多くの歯科医から歯が原因の上顎洞炎ではないと説明を受けた。どうしたらよいのだろうか」というのが患者の訴えである。

　この患者はこれまでに多くの耳鼻咽喉科医院，歯科医院，総合病院，大学病院の耳鼻咽喉科・頭頸部外科と歯科を受診していた。

　耳鼻咽喉科医A「右慢性副鼻腔炎を認めるので，抗菌薬の内服で治療を行いましょう。」

　耳鼻咽喉科医B「右歯性上顎洞炎を認めます。歯が原因ですので，まず歯科で歯の治療をされて下さい。」

　歯科医A「右上顎の歯は悪くありません。耳鼻咽喉科で慢性副鼻腔炎の治療を行って下さい。」

　歯科医B「右上顎の歯に炎症があるので，根管内の洗浄と清掃，消毒（歯内療法）に通って下さい。上顎洞炎は歯が原因ではないと思います。」

　耳鼻咽喉科医C「歯が原因の歯性上顎洞炎ですので，抜歯を歯科で行ってもらわないと上顎洞炎は治癒しません。」

　歯科医C「歯は悪くないのですが，耳鼻咽喉科の医師がそこまで言うのであれば，抜歯をしましょうか。」

　耳鼻咽喉科医D「歯との関連は不明ですが，保存的な治療に抵抗する右慢性副鼻腔炎を認めるの

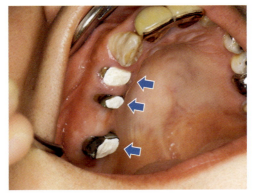

図1-1 右歯性上顎洞炎に対して根管処置歯（矢印）の抜歯を勧められていた患者の上顎

で，手術が必要です．」

　長年副鼻腔と歯の保存的治療を受けてきたが病状は改善しない．どの耳鼻咽喉科医，歯科医の説明も異なり患者は不安に思っている．

　口腔内所見では第1大臼歯は抜歯されており第1小臼歯，第2小臼歯，第2大臼歯は，根管治療中（図1-1）である．歯の動揺はなく打診痛はない．鼻内所見では右中鼻道の粘膜は肥厚しており，膿性鼻漏を認める．エックス線撮影では第1小臼歯，第2小臼歯，第2大臼歯は根管処置が行われているが根管充填は不十分で根尖病巣を形成しており，右上顎洞は高度に混濁している．第1小臼歯，第2小臼歯，第2大臼歯の根尖病巣に起因する右歯性上顎洞炎であることは明らかであった．

　患者には「右上顎の齲歯は治療がされていますが，歯根（根尖部周囲）に病変を認めその周囲の歯槽骨・顎骨に慢性の炎症を認めます．この炎症が原因で右上顎洞炎を起こしています．歯根とその周囲の炎症を取り除くためには，歯内療法では難しく，抜歯が必要になります．しかしあなたの場合は歯の症状はなく，第1小臼歯，第2小臼歯，第2大臼歯を抜歯してしまうと，生活の質（Quality of Life：QOL）が損なわれます．まず内視鏡下副鼻腔手術で右上顎洞炎を治癒させることをお勧めします．その上で抜歯が必要であれば後日抜歯をされてはいかがでしょうか」と説明した．

　内視鏡下副鼻腔手術後，上顎洞の換気と排泄は保たれ歯性上顎洞炎は治癒し，この患者の鼻症状は消失した．手術後に歯の治療を開始した．歯を保存でき生活の質（QOL）は保たれている．

症例2：54歳，男性（図1-2）

　外来に54歳の男性が来院した．左副鼻腔炎を5年来指摘されており，左歯性上顎洞炎の診断を受けていた．通院していた耳鼻咽喉科医院では，「歯が原因の歯性上顎洞炎であるので歯の治療を優先させないと上顎洞炎は治癒しない」といわれていた．通院していた歯科医院では，「歯が原因の上顎洞炎ですので，抜歯を行わないと上顎洞炎は治癒しない」と説明を受け，上顎左側の歯のほ

とんどが抜歯されている。

「上顎左側の歯のほとんどを抜歯したにもかかわらず，鼻の症状は治らない，どうしたらよいのだろうか」というのが患者の訴えである。

口腔内所見では上顎左側の歯はほとんど抜歯されている（図1-2）。鼻内所見では左中鼻道の粘膜は肥厚しており，膿性鼻漏を認める。エックス線撮影では左上顎洞は高度に混濁している。抜歯を行ったにもかかわらず，左歯性上顎洞炎は改善していない。

患者には「左の慢性上顎洞炎は保存的治療に抵抗する歯性上顎洞炎の可能性が高く，内視鏡下副鼻腔手術の適応です」と説明した。

内視鏡下副鼻腔手術後，上顎洞の換気と排泄は保たれ上顎洞炎は治癒しこの患者の鼻症状は消失した。しかし抜歯が繰り返された結果上顎左側の歯を失い，生活の質（QOL）は著しく損なわれている。

症例3：54歳，女性（図1-3）

外来に54歳の女性が来院した。7か月前に歯科医院で右上顎にインプラントを埋入した。埋入後より発熱と右膿性鼻漏を認めた。近くの耳鼻咽喉科医を受診し，右急性上顎洞炎の診断を受け加療されていた。現在，後鼻漏を訴え，レントゲン撮影では右上顎洞は混濁しており，右上顎洞炎は改善していない。通院している耳鼻咽喉科医院では，「インプラントを抜去しないと右上顎洞炎は改善しないし，このままでは大変なことになる」といわれている。歯科医はインプラントの抜去には否定的であり，「耳鼻咽喉科で右上顎洞炎が治ったら，インプラント治療を続けましょう」と患者は説明を受けている。

「高額なインプラントを入れかけて，できればインプラントは抜きたくない。しかし上顎洞炎は治したい」というのが患者の訴えである。

口腔内所見ではインプラント体（フィクスチャー）は強固に上顎に固定されており，インプラント頭部を取り付ければインプラント治療は完成する状態である（図1-3）。鼻内所見では右中鼻道に膿性鼻漏を認める。エックス線撮影では右上顎洞は高度に混濁している。コーンビームCTでは

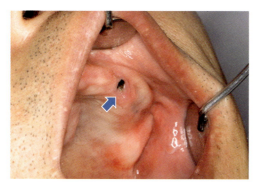

図1-2　左歯性上顎洞炎に対して抜歯が繰り返された患者の上顎（矢印）

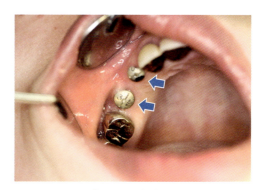

図1-3　インプラント（矢印）埋入後に右歯性上顎洞炎をきたした患者の上顎

上顎洞底の骨は厚くなく，インプラントが右上顎洞底に軽度突出している。インプラントを抜去すると口腔上顎洞穿孔（瘻）を形成するであろうし，再度インプラントを埋入するには上顎洞のaugmentation surgery（sinus lift）が必要になることが予想された。

患者には「インプラント治療を契機に，右歯性上顎洞炎が起こったと考えられます。現在の状態でインプラントを抜去すると口腔と上顎洞の間に穿孔を形成する可能性が高く，再度インプラントを行うことが難しい状況になるかもしれません。一方でインプラントを抜去しても右上顎洞炎は改善しないかもしれません。まず内視鏡下副鼻腔手術で右上顎洞炎を治癒させてはいかがでしょうか。その上でインプラントの抜去が必要であれば後日抜去されてはいかがでしょうか」と説明した。

内視鏡下副鼻腔手術後，上顎洞の換気と排泄は保たれ右歯性上顎洞炎は治癒した。歯性上顎洞炎が治癒した後にインプラントの治療を開始した。インプラントを保存でき生活の質（QOL）は保たれている。

症例1に関しては，「歯が原因の歯性上顎洞炎の治療は原因歯の治療を優先させるべきであるし，原因歯の治療を適切に行えば歯性上顎洞炎は治癒する」と一部の耳鼻咽喉科医，歯科医にお叱りを受けるかもしれない。もちろん症例1の場合は，内視鏡下副鼻腔手術後も右上顎の根管処置歯には軽度の慢性根尖病巣が残り完全には治癒していない。しかし原因歯（根管処置歯）の症状はなく（第6章「memo 13　無症状の根尖病巣」），慢性根尖病巣を持った原因歯（根管処置歯）は保存が可能であり，患者の生活の質（QOL）は保たれている。もしもこの患者に原因歯の治療を優先させ歯内療法を続けても根尖病巣を改善させることは困難であり，最終的に抜歯が必要になる。しかし抜歯を行っても，上顎洞炎は治癒しない可能性が高い。患者は症例2のように右上顎の臼歯を全て失いQOLが低下した上に，副鼻腔手術を受けなければならないことになってしまう。

症例2に関しては，抜歯された時の原因歯の状態は不明であるが，まず内視鏡下副鼻腔手術で左上顎洞炎を治癒させれば，症例1のように歯を保存でき生活の質（QOL）が保たれた可能性がある。

症例3に関しては，インプラント埋入による歯性上顎洞炎であり，最近散見されるようになってきた。高額な保険外歯科治療であり，無用のトラブルを避けるためにも患者に対する説明，既に埋入されているインプラントの取り扱いに配慮が必要である。

これらの例のように，耳鼻咽喉科・頭頸部外科と歯科のはざまで病状と治療方針の説明に困惑する歯性上顎洞炎の患者に日常臨床で多く遭遇する。本書で述べるように個々の患者の病態は一様ではない。個々の病態と患者の生活の質（QOL）に応じた治療計画と集学的治療が必要である。個々の病態の把握と治療法の選択には耳鼻咽喉科・頭頸部外科学，特に鼻科学と歯科学の両方の知識が必要である。

2

歯性上顎洞炎の臨床組織解剖

　外形上，歯は歯冠（tooth crown）と歯根（tooth root）に区分され，両者の移行部は歯頸（tooth neck）と呼ばれる（図2-1）。歯頸は歯肉によって囲まれている。歯頸におけるエナメル質とセメント質との境界線を歯頸線という。

2.1 歯の組織

　ヒトの歯は軟組織と硬組織から構成される。

　歯冠はエナメル質に覆われ口腔に露出し，歯根はセメント質に覆われ歯根膜を介して顎骨の歯槽内に支持される。

表2-1　歯と歯周組織
　A）歯
　　　1）軟組織……歯髄
　　　2）硬組織……エナメル質
　　　　　　　　　　象牙質
　B）歯周組織
　　　1）セメント質
　　　2）歯根膜
　　　3）歯槽骨
　　　4）歯肉

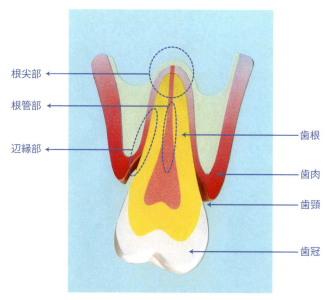

図2-1　歯の各部位の名称

> **memo 1　歯周組織（periodontal tissue, paradentium, periodontium）**
>
> 　歯周組織は歯肉，歯槽骨，歯根膜，セメント質の4種の組織からなり，歯を顎骨に保持する役割を持っている。
> 　歯周組織に生じる病変は根尖部（root apex）と辺縁部（margin）に分かれる（図2-1）。根尖部周囲の歯周組織で起こる炎症性病変が根尖性歯周炎，辺縁部周囲の歯周組織で起こる炎症性病変が辺縁性歯周炎であり歯性上顎洞炎の病態を考える上で重要である。

> **memo 2　歯（tooth）**
>
> 　従来，ヒトの歯の呼称として歯牙も用いられていた。日本歯科医学会の学術用語集（1994）[1]，日本解剖学会の解剖学用語では，現在は学術用語として「歯」が使われている。

2.2　上顎の歯の名称（図2-2）

　歯は歯冠の状態，生える順序，顎骨の位置などによって名称がつけられている。永久歯群では上顎の歯は近心から中切歯，側切歯，犬歯，第1小臼歯，第2小臼歯，第1大臼歯，第2大臼歯，第3大臼歯（智歯）と呼ばれる。切歯，犬歯，小臼歯，大臼歯の4歯種に分けられる。切歯と犬歯をあわせて前歯，小臼歯と大臼歯をあわせて臼歯とも呼ぶ。

　上顎歯の根の数は，切歯，犬歯，第2小臼歯は1根，第1小臼歯は1根あるいは2根，大臼歯は

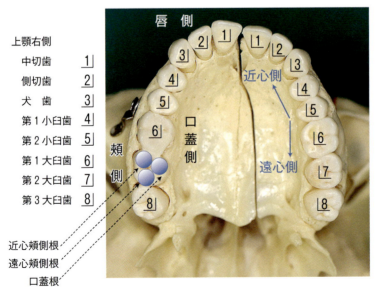

図2-2　上顎歯の歯種，記号と方向用語

1）文部省，日本歯科医学会：学術用語集　歯学編．日本歯科医学会，東京，1994．

3根である。大臼歯の3根のうち2根は頬側にあり，それぞれ近心頬側根，遠心頬側根と呼ばれ，他の1根は口蓋側にあり口蓋根と呼ばれる（図2-2）。

> **memo 3　方向用語**
> 　一般解剖学で使用される方向用語の他に歯に特有の方向用語がある。
> 　1) 歯列の上で正中部に近づく方向を「近心（mesial）」，これから遠ざかる方向を「遠心（distal）」という（図2-2）。切歯部では内側が近心側で外側が遠心側になり，臼歯部では前方が近心側で後方が遠心側になる。
> 　2) 切歯および犬歯の口腔前庭に面した側を「唇側（labial）」，小臼歯および大臼歯の口腔前庭に面した側を「頬側（buccal）」という（図2-2）。
> 　3) 唇側および頬側の反対側は上顎歯では口蓋に向いており「口蓋側（palatal）」，下顎歯では舌に向いており「舌側（lingual）」という（図2-2）。上顎歯に対しても「舌側」を使うことがあるが，本書では「口蓋側」を使用する。
> 　4) 唇側および頬側を「前庭側」，舌側および口蓋側を「口腔側」と呼ぶこともある。

> **memo 4　上顎大臼歯の根の表し方**
> 　上顎大臼歯の歯根の位置関係は，「近心と遠心」，「頬側と口蓋側」の2つを組み合わせて表現する。例えば，図2-2の上顎右側の第2大臼歯では歯の口腔前庭に面した側の正中側（前方）の根を近心頬側根，歯の口腔前庭に面した側の正中から遠ざかる側（後方）の根を遠心頬側根，歯の口蓋側方向の根を口蓋根と呼ぶ。
> 　「上顎右側第2大臼歯の近心頬側根の根尖病巣による歯性上顎洞炎」のように表現する。

2.3　歯の記号（歯牙記号）（図2-2）

　歯の名前を簡単な符号で表す方法として歯牙記号がある。歯牙記号は歯の名前に対する符号と位置を示す符号との組み合わせからなる。

　歯の名前に対する符号にはいくつかの方法がある。臨床医が好んで使う記号に数字を用いる方法がある。永久歯をアラビア数字，乳歯をローマ数字またはアルファベットの小文字で表し，歯に正中部から後方へと順次番号を付ける方法（図2-2）である。本書ではこの表記方法を用いる。

　歯の位置すなわち上下顎，左右側の別を表す方法は，水平線と垂直線を交差させてできる象限の一つを用いる。水平線は上下顎の別，垂直線は正中を意味し，鍵の向きは検者が患者の口腔を前から見た向きに一致する。例えば 」は右上（上顎右側），L は左上（上顎左側），⏋は右下（下顎右側），⌈ は左下（下顎左側）を示し，この鍵の中に歯牙記号を書き込む。例えば上顎右側の第1大臼歯は 6」で示される。また2個以上の歯を同時に記号化して，例えば上顎右側の第1大臼歯と上顎左側の第1と第2大臼歯は 6｜6 7 で示される。

2.4 歯および歯周組織とエックス線像（図2-3～図2-7）

歯とその周囲組織がエックス線写真上どのような画像を呈するかは，歯性上顎洞炎の診断の基本的知識として重要である．組織解剖と対比して理解するとよい．

(1) 歯槽骨（alveolar bone）

歯槽骨は歯根の周囲に発達した顎骨組織であり，歯槽突起（alveolar process）ともいわれる．歯槽突起に囲まれた歯槽（alveolar socket）内に歯根が歯根膜線維（periodontal fiber）により支持される．

歯槽骨は歯槽の内壁を形成している骨板の部分の固有歯槽骨（alveolar bone proper）と，固有歯槽骨を支えている海綿骨梁および皮質よりなる支持歯槽骨（supporting alveolar bone）とからできている．

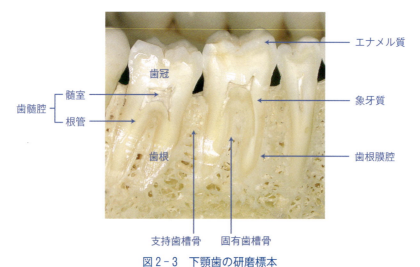

図2-3 下顎歯の研磨標本

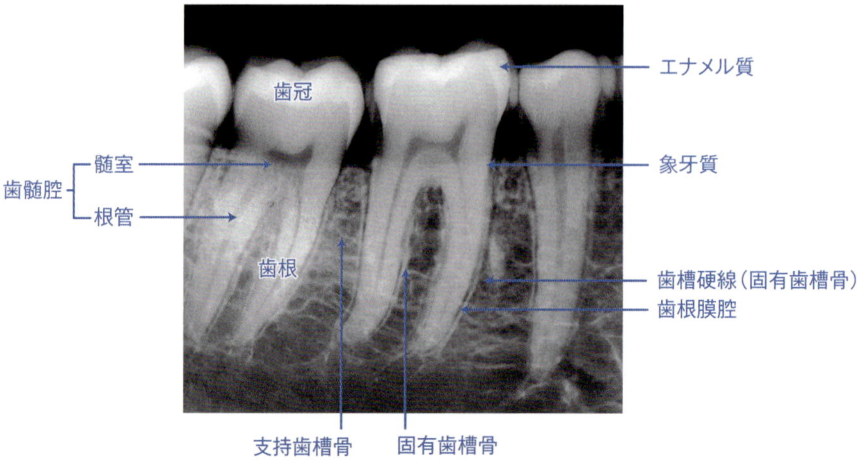

図2-4 下顎歯（図2-3）のエックス線単純撮影

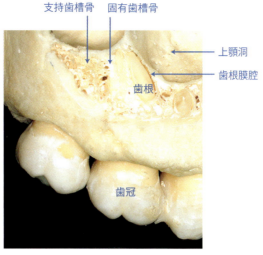

図2-5 上顎歯の研磨標本

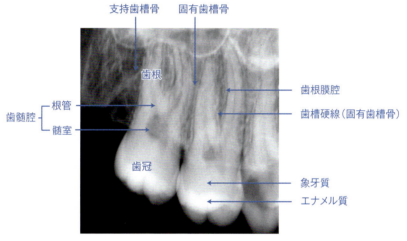

図2-6A 上顎歯（図2-5）のエックス線単純撮影

上顎洞底に歯根が露出しているように見えるが，歯槽硬線が歯根の全面をとりまいており，上顎洞内に歯根は露出していない（図2-5）。

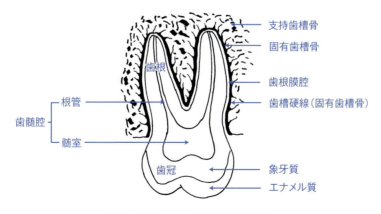

図2-6B エックス線単純撮影像

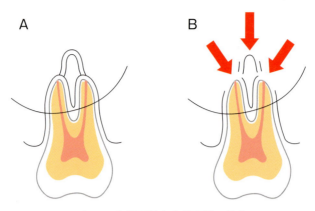

図2-7　歯槽硬線と歯槽硬線の消失
A：上顎洞に歯根が露出しているかどうかの診断は，歯槽硬線の消失の有無と歯根膜腔の断裂の有無によってなされる。
B：歯槽硬線が消失し歯根膜腔が断裂していれば（矢印），上顎洞に歯根が露出している。

(2) 歯槽硬線（alveolar hard line, lamina dura）

　歯槽を形成する固有歯槽骨は骨質が緻密なエックス線不透過性の構造物であり，歯根膜腔を囲むエックス線不透過像として認められる。固有歯槽骨の特に骨質が緻密な部分が歯槽硬線として認められる。歯槽硬線は白線（linea alba）とも呼ばれる。正常例では歯槽硬線は歯根膜腔の外側に0.2～0.3mmの幅で連続性に認められる。

　上顎洞底に歯根が突出している場合，歯槽硬線が消失し歯根膜腔が断裂していれば歯根が上顎洞底に露出している（図2-7）。図2-6のように上顎洞底に歯根が露出しているように見える場合でも，歯根を囲む歯槽硬線が歯根の全面をとりまいていれば，上顎洞底と歯根の間に骨組織が存在し上顎洞内に歯根は露出していない（図2-5）。

　歯根膜炎などの歯根周囲の疾患の際に歯槽硬線が消失する。

　歯槽硬線の幅が拡大する病態の一つに硬化性骨炎（condensing ostitis）がある。慢性根尖病巣の隣接部に比較的限局性の骨増殖をきたし，エックス線不透過性の骨硬化像として認められる。慢性根尖病巣の炎症が隣接顎骨骨髄内に波及し，骨髄組織が線維性結合組織，線維骨でおきかえられている。同じくエックス線不透過性の骨硬化像として認められる骨硬化症とエックス線写真上鑑別はできない。一般的に感染をきたしていることが予想される歯髄死歯の場合に硬化性骨炎と診断する。

(3) 歯根膜腔（歯根膜隙）（periodontal ligament space）

　歯根と歯槽の間の間隙であり，同部には歯根膜（periodontal membrane）と歯周靱帯（periodontal ligament）が存在し，歯と歯槽をつなぐ膠原線維の束すなわちシャーピー線維（Sharpey fiber）が走行する（図2-8）。シャーピー線維はその一端は歯槽骨に，他端はセメント質に刺入する一種の靱帯で歯を顎骨につなぎとめている（図2-8）。歯根膜の中には神経と血管が豊富に分布している。歯根膜に急性炎症をきたすと打診痛（「第5章　歯性上顎洞炎の診断」図5-4）が認められる。

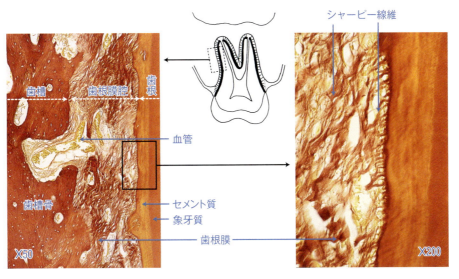

図 2-8　歯根膜腔の組織（Elastica-van Gieson 染色）
歯根膜腔（歯根膜隙）は歯根と歯槽の間の間隙であり，同部には歯根膜と歯周靱帯が存在し，歯と歯槽をつなぐシャーピー線維が走行する。シャーピー線維はその一端は歯槽骨に，他端はセメント質に刺入し，歯を顎骨につなぎとめている。

　歯根膜腔（歯根膜隙）はエックス線透過性の構造物（図 2-4，図 2-6）である。歯槽硬線の変化を読影するうえで歯周疾患の診断に必要な解剖学的構造物である。その厚さは約 1mm までで，それ以上のときは臨床的に病的と考えられる。辺縁性歯周炎に伴う骨吸収が歯の周囲で生じると，歯根膜腔の拡大が認められる。

> **memo 5**　シャーピー線維（図 2-8）と抜歯
> 　シャーピー線維は膠原線維の束で，歯槽骨とセメント質の間を走行し，線維の両端は歯槽骨とセメント質に刺入している。歯を顎骨につなぎとめる組織である。線維の走行は一定ではなく，歯槽内での歯の上下運動や回転運動を防ぐ働きをしている。
> 　抜歯術はこの線維を挺子（エレベーター）や抜歯鉗子で切断し歯を抜く手術である。

(4)　歯髄（dental pulp）と歯髄腔（pulp cavity）

　歯髄腔は髄室（pulp chamber）と根管（root canal）からなる（図 2-4，図 2-6）。髄室は歯髄腔のうちで歯冠側をしめる広い部分で，その最も広い部分は歯頸の高さにほぼ一致している。根管は髄室の続きとして歯根内にある歯髄腔である。根管の先端は根尖孔になり外に通じている。

　根管はときに分枝しており，その形態は複雑である（図 2-9）。主根管から細い根管枝が根管側枝として 10〜20% の頻度で認められる（石川梧朗，秋吉正豊，1984）[2]。

2）石川梧朗，秋吉正豊：歯髄腔の異常．口腔病理学Ｉ．p12-13，永末書店，京都，1984．

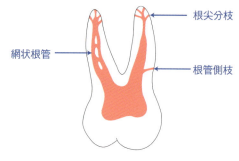

図 2-9　歯髄腔の異常

　歯髄腔には歯髄が存在し，根尖孔で歯根膜と連続し，歯の外と通じている。歯髄は根尖孔以外の部分では象牙質からなる歯髄腔に覆われている。根尖孔は血管と神経の通路でもある。歯髄には歯髄細胞が散在し，歯髄の最表層には象牙芽細胞が分布する。

　エックス線写真で歯髄と歯髄腔はエックス線透過像として観察される（図 2-4，図 2-6）。臼歯の場合には根尖部の歯髄腔（根管）をエックス線撮影で観察できない場合がある。

　2 次象牙質は歯髄腔に向かって添加するため，加齢と伴に歯髄腔の容積は減少する。歯の成長過程にある小児では根尖孔は広く（図 2-10），歯根が完成した成人の根尖孔は狭い。臨床的には外傷に起因する歯髄の損傷は，根尖孔が狭い成人ほど障害を受けやすい（「第 4 章 4.3(4)　歯の外傷後の根尖病巣による歯性上顎洞炎」）。

> **memo 6　歯髄腔の異常**（図 2-9）
> 　歯性上顎洞炎の病態を理解する上で，根管の異常分枝，根管の側枝などの歯髄腔の異常は重要である。歯髄腔の異常には主根管が異常に分枝したり，主根管から直角方向に象牙質とセメント質を貫いて歯根膜へ走行する根管側枝などがある。
> 　歯性上顎洞炎の病態として近年特徴的なことは，不十分な根管処置を伴った歯科処置後の歯が原因歯になることが多い。しかし歯髄腔の異常を伴った歯に完璧な根管処置を行うことは臨床上不可能なことがよく理解できる。

(5)　象牙質（dentin）

　主な歯の硬組織であり，歯冠部の象牙質の表層はエナメル質，歯根部の表層はセメント質により覆われる。エックス線撮影で象牙質はエナメル質と識別できる（図 2-4，図 2-6）。齲蝕はエックス線透過性が高くなり，象牙質と識別できる。

　象牙質は象牙細管と象牙基質からなる（図 2-11，図 2-12）。

　象牙細管（dentinal tubule）は象牙質の全層を貫く細い管（図 2-11，図 2-12）であり，表層では直径が約 1 μm，歯髄側では直径が 3〜4 μm である。この中を象牙芽細胞の突起である Tomes 線維（象牙線維）が貫いている。一本の歯には数千万本の象牙細管が分布している。

　象牙細管は細菌や毒物が歯髄に達する経路になる。たとえ露髄していなくても，すなわち象牙質

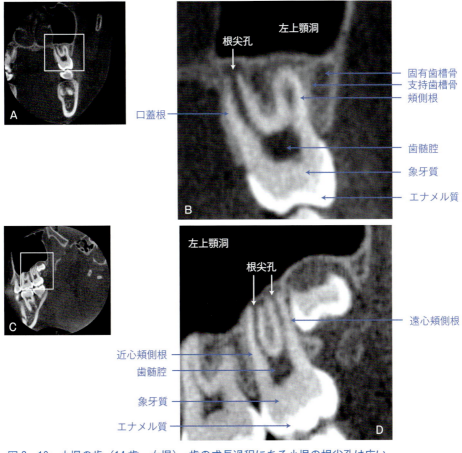

図2-10 小児の歯（14歳，女児）．歯の成長過程にある小児の根尖孔は広い
　A：コーンビームCT撮影（冠状断），B：Aの白枠の拡大
　C：コーンビームCT撮影（矢状断），D：Cの白枠の拡大

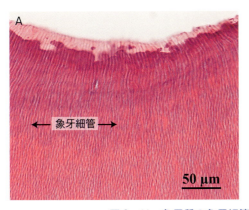
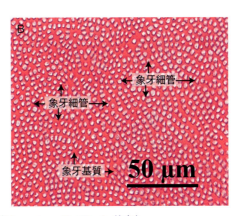

図2-11 象牙質の象牙細管（Hematoxylin-Eosin染色）
　A：歯軸方向に平行な象牙質の断面，B：歯軸方向に垂直な象牙質の断面

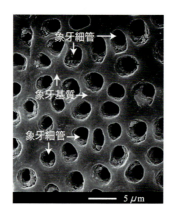

図 2-12　象牙質の象牙細管（走査型電子顕微鏡像）

歯軸方向に垂直な象牙質の表面（EDTA：ethylenediaminetetraacetic acid 処理後）
（菅　俊行，他：フッ化ジアミンシリケートの象牙質知覚過敏症治療剤への応用―抜去歯を
用いた象牙細管封鎖能の検討―．日歯保存誌 50：313-320，2007．より引用）

という物理的バリアーを介した状態であっても，象牙細管経由で歯髄の刺激・傷害がおこる（「第 4 章 4.3(3)　修復治療（齲蝕切削，窩洞形成，インレー修復）後の根尖病巣による歯性上顎洞炎」）。

象牙質の齲蝕病巣は一般に円錐形を呈しており，齲蝕円錐（carious cone）と呼ばれる。

(6)　エナメル質（enamel）

ヒトの組織の中で最もエックス線透過性が低く（図 2-4，図 2-6），カルシウムを最も多く含む硬組織である。エナメル質は再生しない。

エナメル質齲蝕は一般にエナメル小柱（enamel rod）の走行に沿って深部に波及する。

---

memo 7　齲蝕（caries，dental caries）と齲歯（carious tooth）

　齲蝕とは細菌感染により引き起こされ，歯が脱灰する疾患である。齲蝕を認める歯を齲歯とよぶ。齲歯には歯髄が生きている生活歯（vital tooth）と歯髄が死んでいる歯髄死歯がある。（失活歯：devitalized tooth，本来は歯髄失活剤により歯髄を意図的に壊死させた歯のことをいうが，歯髄が死んだ歯にも使われる場合もある）

　以前は齲歯に伴う片側性の上顎洞炎をみたら歯性上顎洞炎を疑えといわれた。近年は未処置の齲歯（歯髄死歯）が原因歯になることはまれになり，歯内療法（根管処置），修復治療（齲蝕切削，窩洞形成，インレー修復）などの歯科治療後の歯が原因歯になることが多くなった。根管処置（抜髄，根管充填）と冠装着などの歯冠修復，あるいはインレー修復がなされた歯科治療後の歯には外見上齲蝕を認めない。しかし歯性上顎洞炎の原因歯として疑うことが非常に大切である。

---

(7)　セメント質（cementum）

歯根の象牙質の表面を覆っている硬組織である。組織学的に歯根膜から分化したセメント芽細胞の産生組織であることと，歯根を歯槽内に懸垂している歯根膜線維の一端をセメント質が歯根面に

付着することによって歯の支持に関与しているので、歯周組織の１つに数えられている。

正常な歯のエックス線撮影では、セメント質を観察することはできない。エックス線撮影でセメント質が観察できる場合は、全てセメント質の異常な例である。

2.5 歯の血管

歯と歯周組織の血管の構造を理解することは、根尖歯周組織あるいは辺縁歯周組織の炎症性病変と歯性上顎洞炎の病態の理解に役立つ。

歯の組織のうち硬組織には血管はなく、象牙質は歯髄から栄養を受けている。歯の軟組織である歯髄は根尖孔を通して歯髄腔に達する血管により栄養を受けている。

歯周組織のうち硬組織であるセメント質は、歯根膜から栄養を受けている。歯根膜は血管が豊富であり、同部の血管は歯槽骨の骨髄と交通している（図2-13）。

根尖部の血管をみると歯槽骨からの血管は根尖部歯根膜の中で分岐し、一部は根尖孔を通って歯髄腔の歯髄に入り、他は歯根膜の中を走行する（図2-13）。歯根膜中の血管は随所で歯槽骨の骨髄と交通している（図2-13）。

根管内の炎症は根尖孔を通して根尖部の歯根膜に炎症が及び歯根膜炎をきたす。歯髄死歯においては、歯髄と歯髄から栄養を受けている象牙質は死んでいるが、歯根膜から栄養を受けているセメント質は生存している。したがって根管腔の有害物質は、根尖孔だけを通じて根尖部の歯周組織に達する。このような解剖学的構造から、根尖部に炎症性病変（根尖病巣）をきたす（「第４章　歯性

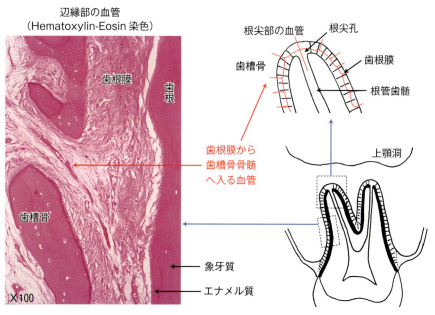

図2-13　歯の栄養血管

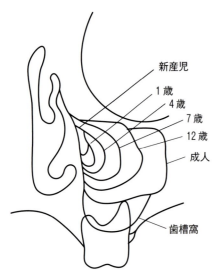

図2-14 年齢による上顎洞の発育度
（Torrigiani, 1914）

石塚　昌：小児副鼻腔発育のレ線学的研究. 耳展2（補1）：1-85, 1959. より

表2-2　上顎洞底に歯根が突出する頻度

犬歯		4.0％
第1小臼歯		4.0％
第2小臼歯		8.0％
第1大臼歯	近心根	8.0％
	遠心根	8.0％
	口蓋根	24.0％
第2大臼歯	近心根	8.0％
	遠心根	8.0％
	口蓋根	12.0％

上条雍彦：図説口腔解剖学　1　骨学　アナトーム社, 1966. より

上顎洞炎の病態」）。

　歯性上顎洞炎の病態を考える上で，歯と歯周組織の血管の解剖学的構造を理解すれば，根尖歯周組織あるいは辺縁歯周組織の炎症病変が歯性上顎洞炎を引き起こす病態が理解しやすい。すなわち根尖歯周組織あるいは辺縁歯周組織の炎症は，歯槽骨の骨髄と交通している血管が豊富な歯根膜を介して歯槽骨の骨髄，顎骨の骨髄に進展する。このような歯の炎症性病変と歯性感染症（歯槽骨炎・顎骨炎・顎骨骨髄炎など）が上顎洞底に常に存在するために，上顎洞底は感染を受ける機会に常にさらされており，歯性上顎洞炎の病態を形成している（「第4章　歯性上顎洞炎の病態」図4-46）。

2.6　歯根と上顎洞との解剖学的関係

　上顎洞は第1大臼歯が萌出する6歳頃に発育が始まり，全ての乳歯が脱落する12歳頃には成人のほぼ90％の容積に達する（図2-14）。上顎洞が発達しておらず上顎洞底と歯根の距離が離れている小児では歯性上顎洞炎はまれである。

　上顎洞底部の発育により洞底部が歯根にまで発育し，歯根が上顎洞内に突出することがある。その頻度は第1大臼歯の口蓋根が最も高く，次いで第2大臼歯の口蓋根が高い（表2-2）。上顎洞底と根尖との距離は，第2大臼歯の近心頬側根が0.83mmと最も小さく，次いで第1大臼歯の口蓋根が1.56mmと小さく，次いで第2小臼歯，第1小臼歯の順であったとの報告もある（Eberhardt

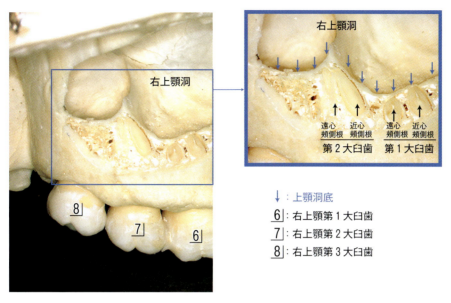

図2-15 上顎・上顎洞の研磨標本

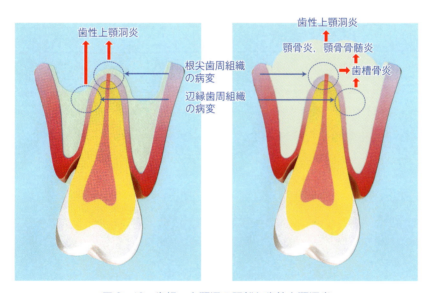

図2-16 歯根・上顎洞の距離と歯性上顎洞炎

et al，1992)³⁾。歯性上顎洞炎の原因歯は第1，第2大臼歯が多い理由の1つである。

　根尖が上顎洞内へ突出していても，根尖が上顎洞と菲薄な骨で隔てられている場合，健常者では歯髄への血流は確保されて生活歯として機能している。しかし根尖に病変が生じると，それが上顎洞内へ容易に波及して歯性上顎洞炎をきたす。逆に上顎洞の病変が歯髄に波及すると上顎洞性歯性

---

3) Eberhardt JA, et al : A computed tomographic study of the distances between the maxillary sinus floor and the apices of the maxillary posterior teeth. Oral Surg Oral Med Oral Pathol 73 : 345-346, 1992.

病変（第7章）をきたす。

　従来，歯性上顎洞炎の原因歯は上顎洞底との距離が近い上顎の第1・第2大臼歯（図2-15）が多いといわれていたが，近年第2小臼歯が原因歯になることもある。原因歯の歯根尖部は必ずしも上顎洞底に突出している必要はなく，原因歯の根尖歯周組織の病変あるいは辺縁歯周組織の病変が上顎洞底に近ければ容易に上顎洞に炎症が及ぶ。また歯根尖部と上顎洞底との距離が離れていても，根尖歯周組織の病変あるいは辺縁歯周組織の病変による慢性の歯槽骨炎・顎骨炎・顎骨骨髄炎などの歯性感染症を介して上顎洞に炎症が及ぶ（図2-16）。

　一方で上顎洞の病変が原因で歯に病変をきたし，この歯の病変が原因で上顎洞に炎症をきたす上顎洞性歯性病変による歯性上顎洞炎（第7章）では上顎洞底と歯根の距離が関係する。

2.7　上顎歯の神経

　歯と歯周組織に分布する知覚神経はすべて三叉神経の枝である。
　三叉神経の分枝の上顎神経は正円孔を通って翼口蓋窩に入り以下の神経を分枝する（表2-3）。
① 頬骨神経：下眼窩裂を通って眼窩に入り，眼窩外側壁に沿って進み，こめかみの外眼角付近の皮膚を支配する。
② 眼窩下神経：後上歯槽枝を分枝した後，下眼窩裂を通って眼窩に入り，眼窩底部に沿って前方に走行し前上歯槽枝を分枝した後，眼窩下孔から出て頬部の皮膚を支配する。後上歯槽枝と前上歯槽枝は，上顎の歯と頬側歯肉の粘膜を支配する。
③ 後鼻神経：鼻腔の後下部の粘膜を支配する。分枝の1つ鼻口蓋神経は鼻中隔に沿って前下方へ進み，切歯孔から出て硬口蓋に分布し，硬口蓋の前部と口蓋側歯肉を支配する。
④ 大口蓋神経：大口蓋孔から出て硬口蓋に分布し，硬口蓋の後部と口蓋側歯肉を支配する。

　歯と歯周組織に分布する神経は，頬側と口蓋側に分けて考えると理解しやすい。

1）頬側の神経
　眼窩下神経からの前上歯槽枝と後上歯槽枝（図2-17）は，上顎歯の歯髄，歯根膜，頬側歯肉に分布する。
　後上歯槽枝は上顎結節（上顎骨歯槽突起のうち臼歯部より後方の部位）の上を下行し，同部の歯槽孔から上顎骨に入り，上顎の大臼歯を支配する。前上歯槽枝は小臼歯，犬歯および切歯を支配する。

2）口蓋側の神経
　口蓋側歯肉に分布する神経は，大口蓋神経，小口蓋神経，鼻口蓋神経である。
　大口蓋神経（図2-17）は大口蓋孔を出て口蓋に達すると内側枝，外側枝，最内側枝に分かれて走行し，硬口蓋の粘膜および第1大臼歯より前方の口蓋側歯肉に分布し，犬歯の口蓋側で鼻口蓋神経と吻合する。

表2-3 上顎の神経

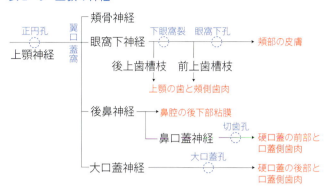

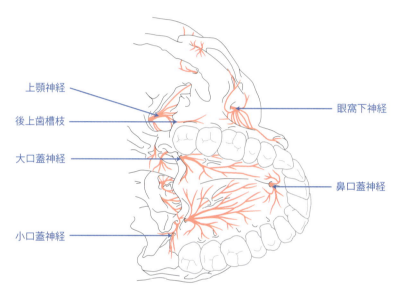

図2-17 上顎の神経

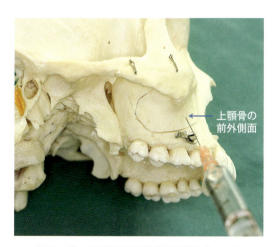

図2-18 眼窩下神経前上歯槽枝ブロック

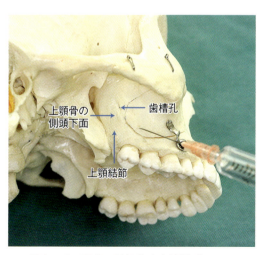

図2-19 眼窩下神経後上歯槽枝ブロック

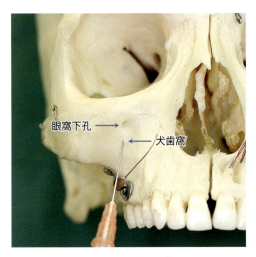

図 2-20 眼窩下神経ブロック

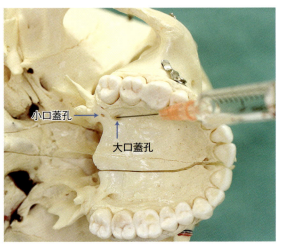

図 2-21 大口蓋神経ブロック

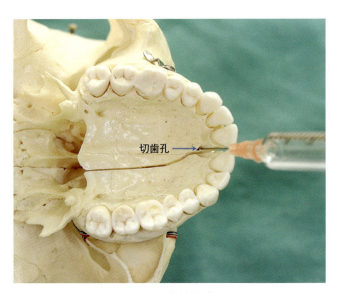

図 2-22 鼻口蓋神経ブロック

　小口蓋神経（図 2-17）は第 1 大臼歯より後方の口蓋側歯肉に分布する。
　鼻口蓋神経（図 2-17）は切歯孔を出た後，前部硬口蓋の粘膜および前歯の口蓋側歯肉に分布し，犬歯の口蓋側で大口蓋神経と吻合する。

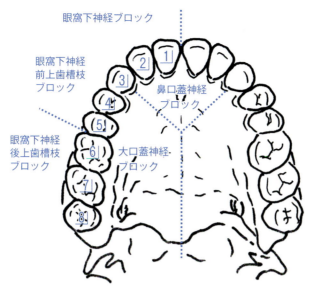

図2-23 上顎歯の神経と伝達麻酔

2.8 上顎歯の神経と伝達麻酔

(1) 眼窩下神経前上歯槽枝ブロック（伝達麻酔）

前上歯槽枝は，麻酔する歯の上方の頬部粘膜の翻転部から注射針を刺入し，上顎骨の前外側面でブロックできる（図2-18）。

(2) 眼窩下神経後上歯槽枝ブロック（伝達麻酔）

後上歯槽枝は，上顎骨の側頭下面，第2大臼歯のすぐ上方でブロックできる（図2-19）。この手技は上顎結節法として知られる。

(3) 眼窩下神経ブロック（伝達麻酔）

眼窩下神経は眼窩下縁の中点より約1cm下方の眼窩下孔の付近でブロックできる。実際には犬歯窩を触診し同部に注射針を刺入し，局所麻酔薬を注入する（図2-20）。眼窩下孔内に注射針を刺入すると神経を損傷し，長期にわたる痛みを残すことがあるので刺入してはいけない。

(4) 大口蓋神経ブロック（伝達麻酔）

大口蓋神経は第2大臼歯の後上方，歯肉縁より約1cm内側にある大口蓋孔内あるいはその付近でブロックできる（図2-21）。大口蓋孔の周囲はくぼみになっており，その上を粘膜が覆うため，同部には弾力性がある。触診で大口蓋孔の位置を確認できる。大口蓋孔内に注射針を刺入し，動静脈に注入しないように吸引テストを行い，局所麻酔薬を注入する。この神経ブロックで小口蓋神経もブロックされる。

(5) 鼻口蓋神経ブロック（伝達麻酔）

　鼻口蓋神経は中切歯のすぐ後方，正中線上にある切歯管内あるいはその付近でブロックできる（図2-22）。切歯孔を覆う粘膜は小隆起を形成（切歯乳頭，incisive papilla）している。この切歯乳頭の外側溝を目安にして切歯孔内に注射針を刺入し，動静脈に注入しないように吸引テストを行い，局所麻酔薬を注入する。

---

memo 8　犬歯窩（canine fossa）

　上顎骨の眼窩下孔の下方にあるくぼみで，鼻切痕の高さに存在する。表情筋である口角挙筋の起始部でもある。歯種の中で犬歯の歯根は最も長く，歯槽突起にしっかりと植立しており，歯槽隆起が最も発達している。一方で小臼歯の歯根は短く歯槽隆起が発達していない。この犬歯と小臼歯の歯槽隆起によって作られるくぼみが犬歯窩であり逆Y字形に見える。犬歯窩には眼窩下孔から出た眼窩下神経，眼窩下動静脈が走行する。眼窩下神経ブロック（伝達麻酔）の際の指標である。歯肉（歯齦）切開による経上顎的な副鼻腔手術の際は上顎洞前壁の犬歯窩を露出し，同部を削開する。

---

memo 9　上顎歯の神経と伝達麻酔

　歯と歯周組織に分布する神経の解剖を理解すれば，歯および歯周組織に手術操作を加えるときに局所浸潤麻酔をほとんど用いずに，伝達麻酔で手術ができる。歯と歯周組織に分布する神経は，頬側と口蓋側に分けて考えると理解しやすい。

　頬側の神経ブロックには，眼窩下神経前上歯槽枝ブロック，眼窩下神経後上歯槽枝ブロック，眼窩下神経ブロックがある。口蓋側の神経ブロックには，大口蓋神経ブロック，鼻口蓋神経ブロックがある。歯および歯周組織に手術操作を加えるときは，これらの伝達麻酔を組み合わせて用いるとよい（図2-23）。

	頬　側	口　蓋　側
切　歯	眼窩下神経前上歯槽枝ブロック あるいは眼窩下神経ブロック	鼻口蓋神経ブロック
犬　歯	眼窩下神経前上歯槽枝ブロック あるいは眼窩下神経ブロック	鼻口蓋神経ブロック 大口蓋神経ブロック
小臼歯	眼窩下神経前上歯槽枝ブロック 眼窩下神経後上歯槽枝ブロック	鼻口蓋神経ブロック 大口蓋神経ブロック
大臼歯	眼窩下神経前上歯槽枝ブロック 眼窩下神経後上歯槽枝ブロック	大口蓋神経ブロック

3

歯性上顎洞炎（歯性副鼻腔炎）の分類

　齲歯などの歯の病変が原因で上顎洞に炎症をきたす病態は，歯性上顎洞炎（odontogenic maxillary sinusitis）としてよく知られている。逆に上顎洞の病変が原因で歯に病変をきたす病態に関しては報告が少ない。山﨑可夫（1974）[1]は歯性上顎洞炎を分類（表3-1）し，歯性病変が上顎洞病変に先行したことが明らかなものを狭義の歯性上顎洞炎，上顎洞病変が歯性病変に先行したことが明らかなものを上顎洞性歯性病変と分類している。実際の臨床では上顎洞のみならず上顎の病変（術後性上顎囊胞，上顎囊胞）が歯性病変に先行し，すなわち上顎の病変が歯に病変をきたし，この歯の病変が原因で上顎洞に炎症をきたす病態もある（第7章　上顎洞性・上顎性歯性病変による歯性上顎洞炎の病態，診断と治療）。

　本書では山﨑のⅡ型歯性上顎洞炎（狭義）を歯性上顎洞炎とする。その上で歯性病変が上顎洞病変に先行する歯性上顎洞炎（山﨑のⅡ型）（第4～6章）と，上顎洞病変が歯性病変に先行する上顎洞性歯性病変（山﨑のⅢ型）あるいは上顎病変が歯性病変に先行する上顎性歯性病変による歯性上顎洞炎（第7章）を分けて述べる。

　なお歯性上顎洞炎は歯性感染症の一疾患である。歯性感染症とは歯の疾患（化膿性歯髄炎，根尖性歯周炎，辺縁性歯周炎など）が原因で引き起こされる感染症である。したがってインプラント治療などの歯科治療に伴う上顎洞炎は，厳密には歯科治療に伴う上顎洞合併症であり，狭義の歯性上

表3-1　いわゆる歯性上顎洞炎の分類（山﨑可夫，1974）[1]

Ⅰ．単純性病変
　　歯性病変と上顎洞病変とが同時に存在するが，両者の間に直接的因果関係が認められないもの
Ⅱ．歯性上顎洞炎（狭義）
　　歯性病変が上顎洞病変に先行したことが明らかなもの
Ⅲ．上顎洞性歯性病変
　　上顎洞病変が歯性病変に先行したことが明らかなもの
Ⅳ．複合性病変
　　上顎洞病変，歯性病変いずれが先行したか不明なもの

1）山﨑可夫：いわゆる歯性上顎洞炎について．日本歯科評論　376：54-65，1974．

顎洞炎ではない。しかし便宜上本書では歯科治療に伴う上顎洞炎も広義の歯性上顎洞炎として解説する。

> **memo 1　診断名としての歯性上顎洞炎**
>
> 　上顎洞は鼻・副鼻腔の一部位であり，鼻・副鼻腔の病態の理解なしに歯性上顎洞炎の診断と治療は行えない。上顎洞に炎症が限局している例が多いが，歯性上顎洞炎の診断と治療を行う際には，歯性副鼻腔炎（odontogenic sinusitis）としての病態の理解が必要である。著者は歯性上顎洞炎よりも歯性副鼻腔炎の方が診断名として適切ではないかと考えている。
>
> 　歯性上顎洞炎の診断・治療に際しては，上顎洞と歯の関係にのみ目を向けるのではなく，篩骨洞など他の副鼻腔の炎症，鼻茸（鼻ポリープ），鼻中隔弯曲などの鼻腔形態の異常，副鼻腔炎の治癒を遷延化させる因子など，鼻・副鼻腔と歯との関係に目を向けなければならない。鼻科学と歯科学の両方の知識が必要である。

4

歯性上顎洞炎(歯性副鼻腔炎)の病態

　歯性上顎洞炎は歯性感染症の一疾患である。歯の炎症性病変が原因で上顎洞(副鼻腔)に炎症をきたす疾患であるが,その原因は多岐に及ぶ(表4-1)。

　近年,未処置の齲歯(歯髄死歯)が歯性上顎洞炎の原因歯になる例はまれになった[1]。一方で歯内療法(根管処置),修復治療(齲蝕切削,窩洞形成,インレー修復)などの歯科治療後の歯が[1,2],あるいはインプラント治療などの歯科治療が原因[3]の上顎洞炎が増加している(表4-2)。

　したがって歯科的に治療された歯で外見上齲歯がなく,根管処置(抜髄,根管充填)と冠装着などの歯冠修復,あるいはインレー修復がなされていても,歯性上顎洞炎の原因歯として疑うことが非常に大切である。齲歯がなくても辺縁性歯周炎を伴った歯も歯性上顎洞炎の原因歯になるため,歯性上顎洞炎の原因歯として疑うことが大切である。またインプラント治療など歯科治療に伴う歯性上顎洞炎も認める。歯科治療により歯性上顎洞炎が急性増悪する場合があるので注意が必要である。

　歯性上顎洞炎で耳鼻咽喉科を受診する患者は,たとえ根尖病巣による歯性上顎洞炎が明らかに存

表4-1　最近の歯性上顎洞炎(歯性副鼻腔炎)の原因

1. 根尖歯周組織の炎症性病変
　　　齲歯の根尖病巣
　　　歯内療法(根管処置)後の根尖病巣
　　　修復治療(齲蝕切削,窩洞形成,インレー修復)後の根尖病巣
　　　歯の外傷後の根尖病巣
2. 辺縁歯周組織の炎症性病変
3. 上顎嚢胞
4. 歯科治療(表4-2)
5. 上顎の形態:根尖と上顎洞底の距離
6. 歯性上顎洞炎(歯性副鼻腔炎)の治癒遷延化因子

---

1) 佐藤公則:歯性上顎洞炎の病態と内視鏡下鼻内手術の有用性.日耳鼻 104:715-720, 2001.
2) 佐藤公則:歯科修復治療(齲蝕切削,窩洞形成,インレー修復)に伴う歯性上顎洞炎.日耳鼻 117:809-814, 2014.
3) 佐藤公則:インプラント治療による歯性上顎洞炎　インプラントの取り扱いと内視鏡下鼻副鼻腔手術の役割.耳展 54:398-405, 2011.

在しても，歯科では「歯には異常がない」と説明を受けている場合が多い。また歯性上顎洞炎の原因歯の診断を耳鼻咽喉科から歯科に依頼しても同様の返事をもらう場合も少なくない。歯科処置後あるいは歯科処置中の歯が歯性上顎洞炎の原因歯である場合は，無用のトラブルを避けるためにも患者に対する説明に配慮が必要である。

> **memo 1　患者への説明**
> 　歯科処置後あるいは歯科処置中の歯が歯性上顎洞炎の原因歯である場合，著者は「歯の根の周りの骨が炎症を起こし，その上の骨の部屋（上顎洞）が炎症を起こしています。」と患者に説明している。
> 　根管（歯髄腔）の形態は複雑であり（図2-9），実際の臨床では完璧な根管治療（抜髄，根管充塡）は難しい。無用のトラブルを避けるためにも患者に対する説明に配慮が必要である。

> **memo 2　歯性感染症（odontogenic infection）**
> 　歯の疾患（化膿性歯髄炎，根尖性歯周炎，辺縁性歯周炎などの炎症性病変）が原因で引き起こされる感染症をいう。歯槽骨炎，顎骨炎，顎骨骨髄炎などの顎骨の炎症，顔面蜂窩織炎，膿瘍などの顎骨周囲の軟部組織の炎症，歯性上顎洞炎などがある。

> **memo 3　歯冠修復（crown restoration）**
> 　歯冠部歯質が欠損した場合に，歯冠を形成し修復することを歯冠修復という。歯質の欠損が小さい場合は，形成した窩洞形態に一致した固形修復物（メタルインレー，ポーセレンインレーなど）を窩洞に装着し修復するインレー修復が行われる。歯質の欠損が大きい場合は歯冠全体を鋳造冠（金属の鋳造により製作する冠）により修復する歯冠補綴などが行われる。

4.1 歯性上顎洞炎の発症

　根尖周囲組織の炎症（根尖性歯周炎）あるいは辺縁周囲組織の炎症（辺縁性歯周炎）は，歯槽骨の骨髄と交通した血管（図2-13）が豊富な歯根膜を介して，歯槽骨・顎骨の骨髄に進展する。また上顎骨（図2-5）の大部分は海綿質（骨梁と骨髄）からなり炎症が波及しやすい。

　根尖性歯周炎あるいは辺縁性歯周炎などの歯の炎症性病変と歯性感染症（歯槽骨炎・顎骨炎・顎骨骨髄炎）が上顎洞底に常に存在すると，上顎洞底は感染を受ける機会に常にさらされている（図4-1）。このような上顎洞底に存在する歯の炎症性病変と歯性感染症（歯槽骨炎・顎骨炎・顎骨骨髄炎）が，感冒罹患や歯科治療による感染で急性増悪し，急性歯性上顎洞炎を惹起する。さらに上顎洞の換気（ventilation）と排泄（drainage）が良くないと，急性上顎洞炎の治癒は遷延化し，難治性の歯性上顎洞炎になる。

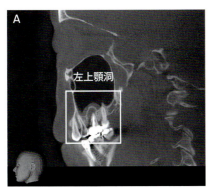
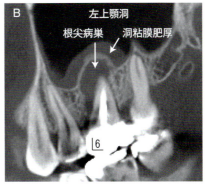

図4-1 初期の歯性上顎洞炎

患者の症状はないが，左上顎第1大臼歯（根管処置，冠装着による歯冠修復，根管補填が不十分）の根尖病巣が上顎洞底に常に存在し，上顎洞底粘膜は炎症をおこし肥厚している。このような上顎洞底の歯の炎症性病変と歯性感染症（歯槽骨炎・顎骨炎・顎骨骨髄炎）が，感冒罹患や歯科治療による感染で急性増悪し，急性歯性上顎洞炎を惹起する。
A：コーンビームCT撮影（矢状断），B：Aの白枠の拡大

4.2 根尖歯周組織の炎症性病変

歯性上顎洞炎に関与する根尖歯周組織の病変は根尖性歯周炎，すなわち根尖周囲の歯周組織の炎症性病変である。歯性上顎洞炎の原因として最も多い。根尖性歯周炎の原因は根尖孔からの感染が多いが，歯科治療（根管治療）による物理的，化学的損傷によっても根尖性歯周炎を引き起こす。根尖性歯周炎は急性根尖性歯周炎と慢性根尖性歯周炎に大別される。

(1) 急性根尖性歯周炎

根尖部周囲の歯周組織でおこる急性の炎症性病変が急性根尖性歯周炎（図4-2）である。急性根尖性歯周炎では，エックス線撮影で根尖病巣が明らかでない場合が多い。患者は強い咬合痛，歯の挺出感を訴える。この炎症が周囲組織に波及すると，急性歯槽骨炎，歯肉膿瘍，口蓋膿瘍，急性顎骨炎，急性顎骨骨髄炎，歯性上顎洞炎，顔面蜂窩織炎，顔面膿瘍などの歯性感染症をきたす。

(2) 慢性根尖性歯周炎

慢性根尖性歯周炎（図4-3）の組織像は主に炎症性肉芽組織である。エックス線撮影では根尖部に類円形の透過性病変として認められる（図4-1，図4-3）。慢性根尖性歯周炎が急性増悪し，炎症が周囲組織に波及すると，急性歯槽骨炎，歯肉膿瘍（図4-4），口蓋膿瘍，急性顎骨炎，急性顎骨骨髄炎，歯性上顎洞炎，顔面蜂窩織炎，顔面膿瘍（図4-5）などの歯性感染症をきたす。急性増悪の誘因としては感冒罹患，根管処置などの歯科治療などが多い（第4章「memo 4　歯性上顎洞炎の誘因」）。

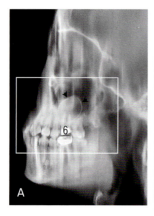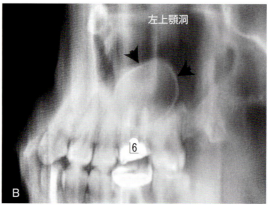

図4-2 歯科治療による急性根尖性歯周炎

症　例：29歳，女性
主　訴：左頬部痛
現病歴：左上顎第1大臼歯の根管治療後より，左頬部痛をきたす。
A：エックス線断層撮影（矢状断），B：Aの白枠の拡大
　　左上顎第1大臼歯の根尖部の上顎洞粘膜に炎症性浮腫（矢印）を認める。急性根尖性歯周炎では，エックス線上根尖病巣が明らかでない場合もある。急性根尖性歯周炎が遷延化すると歯性上顎洞炎の原因になる。

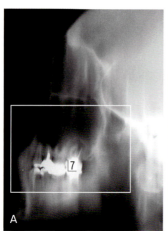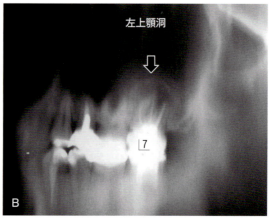

図4-3 慢性根尖性歯周炎の急性増悪による初期の歯性上顎洞炎

症　例：35歳，女性
主　訴：左膿性鼻漏，左頬部痛
現病歴：感冒罹患後より，左膿性鼻漏と左頬部痛をきたす。
A：エックス線断層撮影（矢状断），B：Aの白枠の拡大
　　左上顎第2大臼歯に慢性根尖性歯周炎（根尖病巣，矢印）を認め，同部を中心に上顎洞の急性炎症を認める。急性上顎洞炎が遷延化すると慢性上顎洞炎の原因になる。

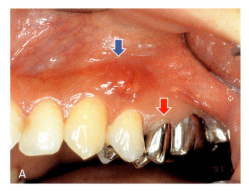

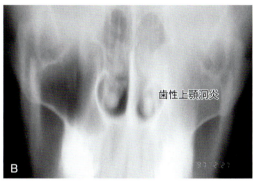 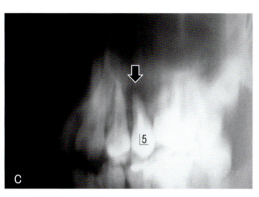

図 4-4　慢性根尖性歯周炎による歯肉膿瘍，歯性上顎洞炎

症　例：31 歳，女性
主　訴：左膿性鼻漏
現病歴：左上顎第 2 小臼歯を歯科で治療した後より，左膿性鼻漏をきたす。
経　過：保存的治療を行ったが歯性上顎洞炎は改善しなかった。局所麻酔下に左内視鏡下副鼻腔手術を行い歯性上顎洞炎は治癒した。歯肉膿瘍は改善せず，後日原因歯を抜歯した。
A：原因歯（根管処置，冠装着による歯冠修復）（赤矢印）と歯肉膿瘍（青矢印）を認める。
B：エックス線断層撮影（冠状断）
　　左歯性上顎洞炎を認める。
C：エックス線断層撮影（矢状断）
　　左上顎第 2 小臼歯に慢性根尖性歯周炎（根尖病巣，矢印）を認める。

> **memo 4　歯性上顎洞炎の誘因**
>
> 　何ら誘因なく歯性上顎洞炎に罹患している患者もいるが，臨床的に多い誘因は感冒罹患と根管処置などの再度の歯科治療である。
>
> 　感冒が誘因になることは，通常の急性副鼻腔炎が感冒の経過中に上気道全般に生じる炎症の一環として発症することが多い（急性鼻副鼻腔炎診療のガイドライン，2010）[4] ことと類似している。歯性上顎洞炎（歯性副鼻腔炎）が通常の副鼻腔炎と異なる点は，歯の炎症性病変と歯性感染症が上顎洞底に存在するため，上顎洞が感染を受ける機会に常にさらされていることである（図 4-1）。
>
> 　もう 1 つの誘因は根管処置などの再度の歯科治療である。患者に「歯が原因の上顎洞炎です。」と説明すると，無断で歯科を受診し再度根管処置などの歯科治療を受けてしまう場合がある。十分な消炎療法を行わずに歯科治療を行うと歯性上顎洞炎がさらに増悪してしまう。特に歯性上顎洞炎が急性増悪している時に歯科的治

4) 日本鼻科学会：急性鼻副鼻腔炎診療ガイドライン．日鼻誌 49（補）：49-153，2010．

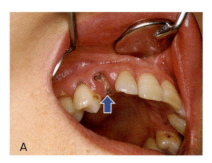
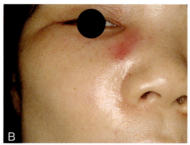
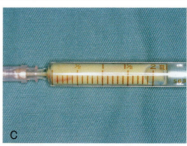
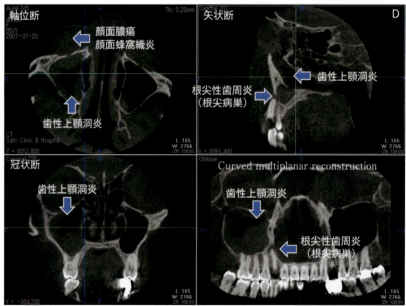

図4-5　慢性根尖性歯周炎による顔面膿瘍，歯性上顎洞炎

症　例：46歳，女性
主　訴：右頰部腫脹，右頰部痛，右膿性鼻漏
現病歴：感冒罹患後より，右頰部腫脹，右頰部痛，右膿性鼻漏をきたす。
経　過：抗菌薬の点滴静脈注射による消炎療法を行い，歯性上顎洞炎は治癒した。後日，原因歯を抜歯した。
A：右上顎犬歯に齲歯（矢印）を認める。
B：右頰部の腫脹，顔面膿瘍，顔面蜂窩織炎を認める。
　　歯種の中で犬歯の歯根は長く，歯槽突起にしっかりと植立している（第2章「memo 8　犬歯窩」）。このような解剖学的理由から犬歯の根尖病巣は眼窩近くの頰部の歯性感染症をきたしやすい。
C：右頰部の顔面膿瘍から穿刺吸引した膿。
D：コーンビームCT撮影
　　右上顎犬歯に根尖性歯周炎（根尖病巣）を認め，右歯性上顎洞炎を認める。

療を行ってはいけない（第6章「memo 5　歯性上顎洞炎の急性増悪と歯科治療」）。歯科的処置によってさらに歯性上顎洞炎が急性増悪し，顔面蜂窩織炎，顔面膿瘍などの重篤な病態をひきおこす可能性があるからである。最近の歯性上顎洞炎の治療では原因歯の歯科治療は必ずしも優先させなくてもよい場合もある。

　無症状の根尖病巣（第6章「memo 13　無症状の根尖病巣」）は火薬庫のようなものである。感冒罹患あるいは根管処置などの再度の歯科治療による感染でこの火薬庫に火がつき上顎洞炎が急性増悪する。

memo 5　根尖病巣（apical lesion, periapical lesion）

　根尖病巣とは歯根尖部に存在する病変の総称である。歯根尖部に存在する病変としては，根尖性歯周炎，歯根肉芽腫（慢性肉芽性根尖性歯周炎），歯根嚢胞などが挙げられる。急性根尖性歯周炎はエックス線上所見が認められないことが多い。慢性の根尖病巣は，エックス線撮影で根尖部に類円形のエックス線透過像として認められる。

4.3　根尖歯周組織の炎症性病変による歯性上顎洞炎

(1)　齲歯の根尖病巣による歯性上顎洞炎（図4-6）

　教科書的には「齲歯に伴う片側性の上顎洞炎を認めたら歯性上顎洞炎を疑え」とこれまでいわれていた。しかし国民の衛生意識の向上に伴って未処置の齲歯が歯性上顎洞炎の原因歯になることは近年まれになった。

　原因歯が未処置の齲歯の場合は，齲蝕による歯髄炎・歯髄壊死が根尖部根管内の歯髄炎・歯髄壊死をきたし，根尖性歯周炎，さらに歯槽骨炎・顎骨炎・顎骨骨髄炎などの歯性感染症へと炎症が進展し，歯性上顎洞炎をきたす（図4-6，図4-7）。感冒罹患や歯科治療（根管処置）などで炎症が急性増悪し，歯性上顎洞炎を惹起する（第4章「memo 4　歯性上顎洞炎の誘因」）。

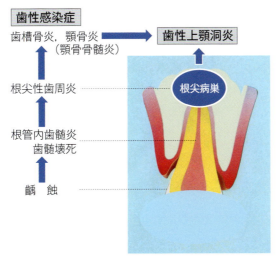

図4-6　齲歯による根尖病巣を伴った歯が原因歯の歯性上顎洞炎

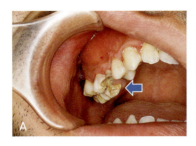
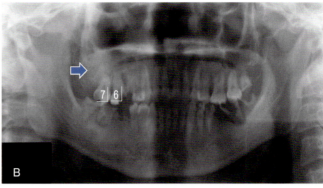
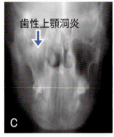
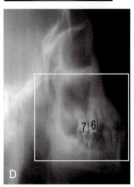
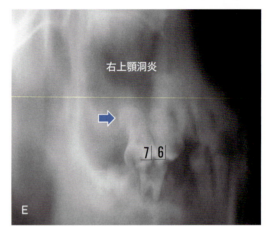

図4-7　齲歯による根尖病巣を伴った歯が原因歯の歯性上顎洞炎

症　例：26歳，男性
主　訴：右頰部腫脹，右頰部痛
現病歴：誘因なく右頰部腫脹と右頰部痛をきたす。
経　過：抗菌薬による消炎療法を行い，歯性上顎洞炎は治癒した。後日歯科で齲歯の治療を行った。
A：右上顎第1大臼歯，第2大臼歯に齲歯（矢印）を認める。
B：パノラマエックス線撮影
　　右上顎第1大臼歯に根尖病巣を認め，右上顎骨に硬化像（硬化性骨炎，矢印）を認める。（硬化性骨炎：第2章10ページ参照）
C：エックス線断層撮影（冠状断）
　　右歯性上顎洞炎を認める。
D：エックス線断層撮影（矢状断），E：Dの白枠の拡大
　　右上顎第2大臼歯の根尖に硬化性骨炎（矢印）を認め，右歯性上顎洞炎を認める。

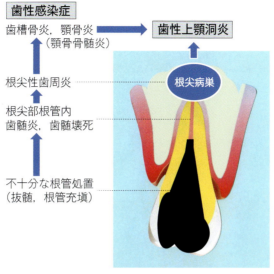

図4-8 歯内療法（根管処置，根管充塡が不足）後の
根尖病巣を伴った歯が原因歯の歯性上顎洞炎

(2) 歯内療法（根管処置）後の根尖病巣による歯性上顎洞炎（図4-8)[1]

最近の歯性上顎洞炎の原因として最も頻度が高い。

根管充塡は歯髄炎などの根管治療時に行われる。充塡材が適切に充塡されると根尖孔は瘢痕組織などで閉鎖されて治癒する。しかし，根管充塡が不足したり（図4-9），過剰に充塡された充塡材が根尖孔から漏出（図4-10）すると，根尖部と根尖歯周組織は傷害され根尖性歯周炎，歯根肉芽腫などの根尖病巣の原因になる。臨床的には根管充塡の不足，すなわち充塡材が根尖孔まで到達しておらず根尖病巣をきたす場合（図4-9）が多い。

根管充塡の治療成績は充塡材が根尖孔に正確に到達しているかどうか，充塡材の密封性などに影響される。充塡材が根尖孔まで到達しておらず，根管内に死腔があると同部が感染源になり（図4-11），根尖性歯周炎を起こす（図4-8，図4-12）。実際の臨床では根管の形態は複雑（図2-9）であり，完璧な根管治療（抜髄，根管充塡）は難しい。このため歯内療法（根管処置）後の歯でも根尖病巣をきたす。

根管充塡がレントゲン写真上十分行われているにもかかわらず根尖病巣をきたしている例がある（図4-13）。この一つの原因として歯髄腔の異常（図2-9）が考えられる。主根管から細い根管枝が根管側枝として認められる。根管処置（抜髄，根管充塡）を主根管に十分に行っても根管側枝の歯髄病変により根尖病巣をきたす場合がある。注意すべき点は，歯内療法（根管処置）後の歯でも再び根尖に炎症をおこすことであり，歯科治療後の歯も歯性上顎洞炎の原因歯になることである。

根管処置（抜髄，根管充塡）が根尖部の根管まで十分に行われていない歯では，根尖部の根管内に歯髄炎，歯髄壊死をきたす（図4-11）。この結果，根尖部周囲の歯槽骨に肉芽を伴った慢性の炎症（根尖性歯周炎，歯根肉芽腫などの根尖病巣）をきたす（図4-12）。このような根管処置歯の根尖病巣と周囲の歯槽骨，顎骨の炎症などの歯性感染症が感冒罹患や再度の根管処置などの歯科治療

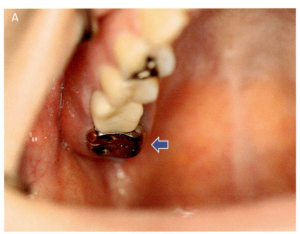

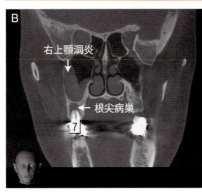 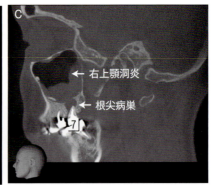

図4-9　歯内療法（根管処置，根管充填が不足）後の根尖病巣を伴った歯が原因歯の歯性上顎洞炎
症　例：33歳，女性
主　訴：右鼻漏，頭痛
現病歴：右頬部痛をきたし，歯科を受診し，歯には異常がないと説明された．鼻漏が出現し，頭痛が改善しないため来院した．
A：右上顎第2大臼歯は歯冠修復されている（矢印）．
B：コーンビームCT撮影（冠状断）
C：コーンビームCT撮影（矢状断）
　　根管処置（不十分な根管充填）と冠装着による歯冠修復された右上顎第2大臼歯の根尖部に根尖病巣（慢性根尖性歯周炎）を認め，根尖病巣に起因する右上顎洞炎を認める．上顎洞底の骨が不明瞭になっており，歯瘻（第4章memo 7　歯瘻）の形成が疑われる．

による感染で急性増悪し（第4章「memo 4　歯性上顎洞炎の誘因」），歯性上顎洞炎を惹起する．

　慢性根尖病巣が抜歯により急性増悪し歯性上顎洞炎を惹起することがある．この場合は耳鼻咽喉科に来院したときには原因歯は存在せず，歯性上顎洞炎のみを認める．

　従来，歯根尖部と上顎洞底との距離が近い上顎の第1・第2大臼歯が歯性上顎洞炎の原因歯として多いといわれていたが，その他の歯が原因歯になることもある．原因歯の歯根尖部は必ずしも上顎洞底に突出している必要はなく，根管処置後の歯は歯根尖部と上顎洞底との距離が離れていても歯性上顎洞炎の原因になりうる．歯根尖部と上顎洞底との距離が離れていても，根尖性歯周炎などの根尖病巣，歯槽骨炎・顎骨炎・顎骨骨髄炎などの歯性感染症を介して上顎洞に炎症が及ぶからである（図2-16，図4-8）．

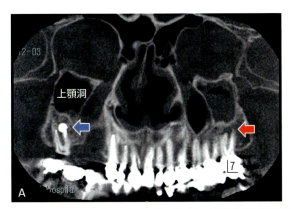
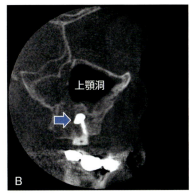

図4-10　歯内療法（根管処置後，根管充填が過剰）後の歯が原因歯の歯性上顎洞炎

症　例：68歳，女性
主　訴：右頬部痛，鼻閉
現病歴：歯科治療後より，右頬部痛，鼻閉をきたす．歯科で抗菌薬による消炎療法が行われたが，鼻閉が改善しないため来院した．
経　過：抗菌薬による消炎療法を行い，歯性上顎洞炎は治癒した．
A：コーンビームCT撮影（Curved multiplanar reconstruction）
B：コーンビームCT撮影（矢状断）
　過剰に充填された充填材が右上顎第2大臼歯の近心頬側根（青矢印）の根尖孔から漏出し，近傍の右上顎洞底に炎症を認める（A，B）．また左上顎第2大臼歯の頬側根（赤矢印）には根管充填不足による根尖病巣を認め，左歯性上顎洞炎を認める（A）．

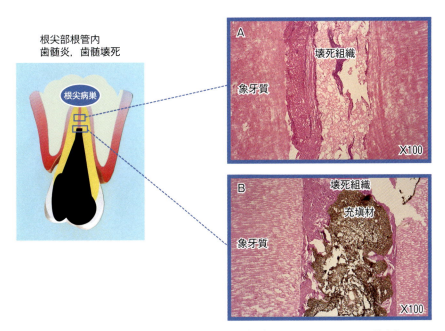

図4-11　根管処置歯の根管の病理組織像（Hematoxylin-Eosin染色）

　根管処置が根尖部の根管まで十分に行われておらず（A，B），根尖部根管内の歯髄細胞，神経細胞，象牙芽細胞が壊死に陥っている（A）．

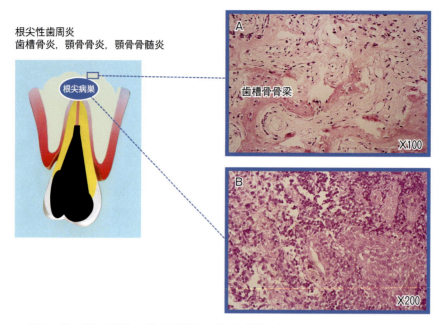

図4-12　根管処置歯の根尖部周囲の病理組織像（Hematoxylin-Eosin染色）
A：歯槽骨の慢性炎症
　　骨梁の周囲に慢性炎症細胞の浸潤と毛細血管を伴った線維性結合組織を認める。
B：慢性の根尖病巣（根尖性歯周炎）
　　リンパ球主体の炎症細胞浸潤を伴った肉芽組織の増生を認める。

---

memo 6　根管充填（root canal filling）

　根管充填とは，根管治療，抜髄を行った後，根管腔隙を充填材で緊密に充填し，根管を無菌状態に保ち，根尖孔から根尖部周囲組織への感染を防ぐ歯科的処置である。

---

memo 7　歯瘻（dental fistula）

　根尖性歯周炎などの歯性疾患が急性化し，膿瘍が形成されると，膿瘍は自潰し歯肉粘膜や皮膚に瘻孔をつくり排膿する。このように形成された膿瘍の排膿路の瘻孔を歯瘻という。歯瘻が口腔内の歯肉粘膜にできたものを内歯瘻，歯瘻が顔面皮膚にできたものを外歯瘻という。
　歯瘻が上顎洞内の粘膜にできる場合があり（図4-9），歯性上顎洞炎の原因になる。

---

(3) 修復治療（齲蝕切削，窩洞形成，インレー修復）後の根尖病巣による歯性上顎洞炎（図4-14）[2]

　齲蝕の進行が歯髄腔・歯髄に及んでおらず，歯髄腔・歯髄に操作が加えられておらず，象牙質という物理的バリアーが介在している（露髄していない）修復治療（齲蝕切削，窩洞形成・

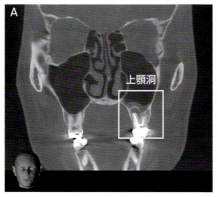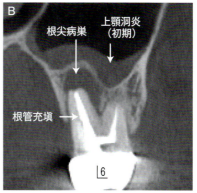

図4-13 歯内療法（根管処置）後の根尖病巣
根管充填がレントゲン写真上十分行われているにもかかわらず根尖病巣をきたしている例がある。
A：コーンビームCT撮影（冠状断），B：Aの白枠の拡大

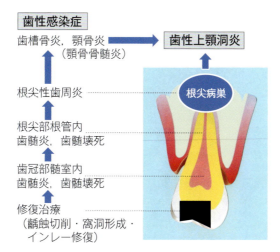

図4-14 修復治療（齲蝕切削，窩洞形成，インレー修復）後の根尖病巣を伴った歯が原因歯の歯性上顎洞炎

インレー修復）後の歯に，根尖病巣をきたす（図4-14，図4-15)[2]。

　象牙質という物理的バリアーが存在しても，象牙細管（第2章「象牙質」図2-11，図2-12）経由で歯髄の刺激・傷害が起こる。さらに歯冠部髄室内，根尖部根管内に歯髄炎，歯髄壊死をきたし，歯根尖部周囲の歯槽骨に根尖性歯周炎（根尖病巣）をきたす[2]。このような歯の修復治療後の根尖病巣と周囲の歯槽骨，顎骨の炎症などの歯性感染症が，感冒罹患や再度の歯科治療による感染で急性増悪し，歯性上顎洞炎を惹起する（図4-14，図4-15)[2]。

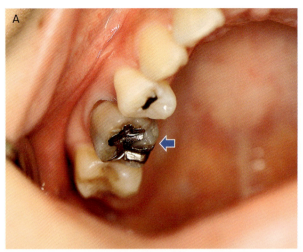
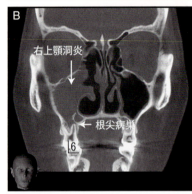
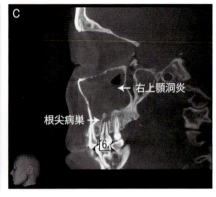

図4-15 修復治療（齲蝕切削，窩洞形成，インレー修復）後の根尖病巣を伴った歯が原因歯の歯性上顎洞炎

症　例：27歳，女性
主　訴：右膿性鼻漏，右鼻閉
現病歴：2ヵ月前より右膿性鼻漏，右鼻閉をきたす．保存的治療で改善ないため，手術目的で紹介される．
経　過：局麻下に右内視鏡下副鼻腔手術を行い，上顎洞炎は治癒した．保存した原因歯は無症状の根尖病巣を伴った歯として経過観察している．
A：右上顎第1大臼歯はインレー修復され，歯冠が変色している．この例のように歯冠が変色していれば歯髄腔の病変が疑われるが，歯冠が変色している例は多くない．
B：コーンビームCT撮影（冠状断）
C：コーンビームCT撮影（矢状断）
　　右上顎第1大臼歯に修復治療（齲蝕切削，窩洞形成，インレー修復）が行われており，根尖病巣を認め，歯性上顎洞炎をきたしている．

(4) 歯の外傷後の根尖病巣による歯性上顎洞炎

1) 歯の打撲による根尖病巣

　歯の外傷により歯周組織は種々の程度の損傷を受ける．外傷による打撲の他，抜歯時に隣在歯を支点として挺子（elevator）を使用すると，隣在歯の歯周組織も傷害される．

　外傷の程度により，歯の動揺や位置の変化がない震盪，歯の位置の変化をきたす脱臼，歯と歯槽骨の結合が失われる脱落などに分類される．傷害の程度により歯根膜の損傷，歯槽骨の骨折などを

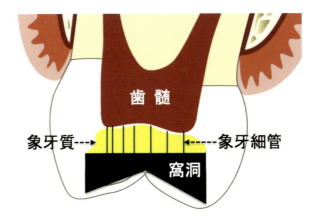

図4-16 象牙質・歯髄複合体（dentin-pulp complex）

伴うが，根尖孔部の外傷による歯髄の損傷に起因する歯髄死により根尖病巣をきたす．根尖性歯周炎（根尖病巣）は，歯槽骨炎・顎骨炎・顎骨骨髄炎，歯性上顎洞炎などの歯性感染症をおこす．根尖孔部の外傷による歯髄の損傷は，根尖孔が比較的広い小児（図2-10）では傷害を受けにくく，歯根が完成し根尖孔が狭い成人ほど傷害を受けやすい．

> **memo 8** 象牙質・歯髄複合体（dentin-pulp complex）（図4-16）
> 　象牙質と歯髄を一つのユニット（象牙質・歯髄複合体）として捉えることにより，これらの組織で展開される生体反応を説明することができる[5]．特に修復処置に伴う歯髄障害の病態を理解するための基礎となる概念として重要である[5]．
> 　歯髄と象牙質は発生学的，組織学的，機能的に同一の組織である．たとえ露髄していなくても，すなわち象牙質という物理的バリアーを介した状態であっても，象牙細管（図2-11，図2-12，図4-16）経由で歯髄の刺激・傷害がおこる．
> 　窩洞形成時，修復処置中，修復処置後に歯髄の傷害をきたす．微少漏洩により侵入する細菌や細菌の産生物が歯髄を傷害するといわれているが，窩洞形成時の回転切削器具による摩擦熱も関与していると考えられる．

2）破折歯による根尖病巣

歯の破折とは外力（直達外力，介達外力）により歯の硬組織の連続性が断たれた状態であり，歯の外傷性変化の一つである．

破折歯による歯性上顎洞炎の病態を考える上で破折歯の分類（図4-17）が有用である[6]．破折歯はその部位とひろがりにしたがって以下のように分類される．

---

5) 田上順次，千田　彰，奈良陽一郎，他：歯髄障害・歯髄保護．保存修復学21，田上順次，他　監，赤峰昭文，他　編，p71-83，永末書店，2011．
6) 佐藤公則：破折歯による歯性上顎洞炎の病態と治療．日耳鼻 111：739-745, 2008.

A）歯冠の破折　　　　B）歯冠と歯根の破折　　　C）歯根の破折

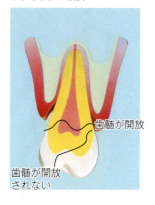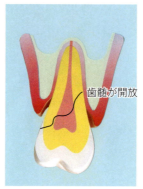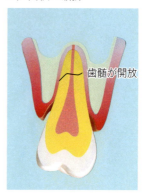

図4-17　破折歯の分類

A）歯冠の破折（図4-18）

　歯冠の破折である。歯冠のエナメル質のみの破折，エナメル質と象牙質の破折，歯髄腔に達する破折などがある。

B）歯冠と歯根の破折（図4-19，図4-20）

　歯冠と歯根の破折である。多くの破折は歯髄腔に達する。

C）歯根の破折（図4-21，図4-22）

　歯根の破折である。多くの破折は歯髄腔に達する。

3）歯の外傷後の根尖病巣による歯性上顎洞炎の病態（図4-23）[6]

　破折がない歯では，外傷による外力により根尖孔部で歯髄が損傷され，根尖性歯周炎をきたす場合があり，この根尖病巣が原因で歯性上顎洞炎をきたす。

　歯髄が開放されていない歯冠破折歯では，外傷による外力により根尖孔部で歯髄が損傷され，根尖性歯周炎をきたす場合があり，この根尖病巣が原因で歯性上顎洞炎をきたす。

　歯髄が開放された歯冠破折歯，歯冠と歯根の破折歯，歯根破折歯では，外傷による外力により根尖孔部で歯髄が損傷され，根尖性歯周炎をきたす場合と，開放された歯髄の感染に起因する歯髄死により根尖性歯周炎をきたす場合があり，この根尖病巣が原因で歯性上顎洞炎をきたす。

　成人では歯髄とそこに分布する血管は，わずかに細い根尖孔を通じて歯周組織と連絡している（図2-13）ために，外傷による外力により根尖孔部で歯髄が損傷されやすい。外力による歯髄の損傷により炎症がおこると修復力が弱く歯の病変が進行していく。このような解剖学構造も根尖性歯周炎（根尖病巣）をきたす一因になっている。

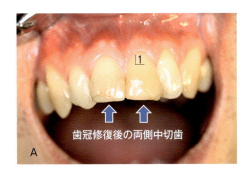
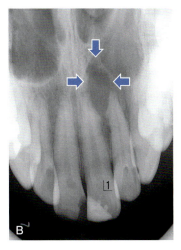
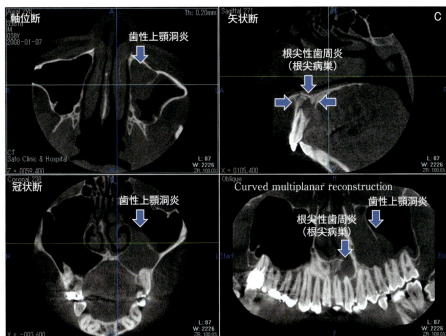

図4-18 破折歯（歯冠の破折）による歯性上顎洞炎

症　例：38歳，男性
主　訴：左鼻漏，左鼻閉，左頰部違和感
　　　　現病歴：転倒し上顎の両側中切歯の歯冠部を破折した．歯科で歯冠の修復が行われた．その後，左鼻症状と左頰部違和感を訴え来院した．
病　態：受傷に伴う根尖孔部の外傷による歯髄の損傷に起因する歯髄炎により，根尖性歯周炎をきたし，この根尖病巣により歯性上顎洞炎をきたしていた．
A：前歯部の外傷により上顎の両側中切歯の歯冠部が破折し，歯冠は修復されている．外傷時に歯髄は露出していない．
B：エックス線単純撮影（咬合法）
　　歯冠修復された破折歯（左中切歯）の根尖部に根尖病巣（慢性根尖性歯周炎，矢印）を認める．
C：コーンビームCT撮影
　　破折歯（左中切歯）の根尖部に根尖病巣（慢性根尖性歯周炎）を認め，根尖病巣に起因する歯性上顎洞炎を左上顎洞前下部に認める．

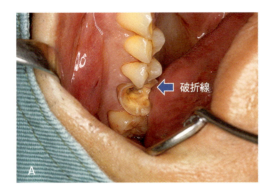
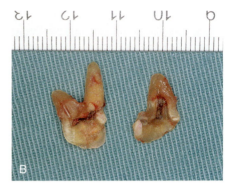
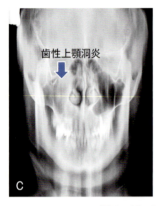
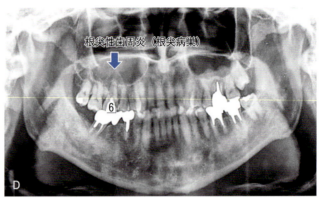

図4−19　破折歯（歯冠と歯根の破折）による歯性上顎洞炎

症　例：52歳，男性
主　訴：右頬部痛，右頬部腫脹
現病歴：硬い物を咬んだ際に右上顎第1大臼歯のインレーが脱落した。その後，右頬部痛と右頬部腫脹をきたし来院した。
病　態：臼歯咬合面に大きく深いインレーを設計された原因歯は抵抗力が弱まっており，この歯に咬合力が加わり破折をきたした。歯冠と歯根にわたって破折した歯の歯髄腔は開放され感染をおこし根尖性歯周炎をきたし，この根尖病巣により歯性上顎洞炎をきたしていた。
A：右上顎第1大臼歯は歯冠・歯根にわたって破折し，歯髄腔は開放されている
B：抜歯した破折歯
　　歯冠・歯根にわたって破折し，歯髄腔は開放されている
C：エックス線断層撮影（冠状断）
　　右上顎洞炎を認める。
D：パノラマエックス線撮影
　　破折歯の根尖部に根尖病巣（慢性根尖性歯周炎，矢印）を認め，右上顎洞炎を認める。

4.4　辺縁歯周組織の炎症性病変による歯性上顎洞炎（図4−24）

　辺縁性歯周炎を伴った歯では，辺縁性歯周炎から歯槽骨炎，顎骨炎，顎骨骨髄炎などの歯性感染症をきたす。これらの歯性感染病巣が感冒罹患，歯科処置（根管処置など）などによる感染で急性増悪し，歯性上顎洞炎を惹起する（図4−24）。

　辺縁性歯周炎を伴った歯には，歯科治療されていない歯（図4−25）と歯科治療された歯（図4−26）との場合がある。外見上歯冠に病変がみられなくても，辺縁性歯周炎を伴った歯を歯性上顎洞炎の原因歯として疑うことが大切である。

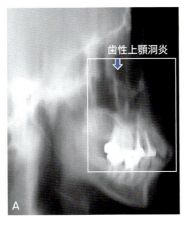
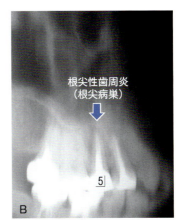
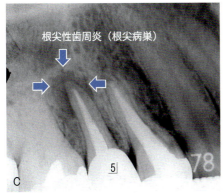
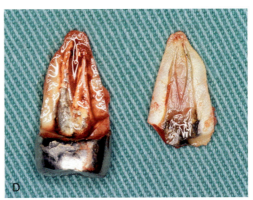

図 4-20 破折歯（歯冠と歯根の破折）による歯性上顎洞炎

症　例：37歳，女性
主　訴：右鼻閉，頭痛
現病歴：歯科で右上顎第2小臼歯の根管治療（根管充填，冠装着）を行った．その後右鼻閉，頭痛をきたし来院した．
病　態：破折の原因は不明であるが咬合圧によるもの，あるいは歯科治療によるものが考えられた．垂直に歯冠と歯根にわたって破折した歯の歯髄腔は開放され感染をおこし根尖性歯周炎をきたし，この根尖病巣により歯性上顎洞炎をきたしていた．
A：エックス線断層撮影（矢状断），B：Aの白枠の拡大
　　破折歯の根尖部に根尖病巣（慢性根尖性歯周炎，矢印）を認め，右上顎洞炎を認めるる．
C：エックス線単純撮影（口内法）
　　破折歯の根尖部に根尖病巣（慢性根尖性歯周炎，矢印）を認める．
D：抜歯した破折歯
　　歯冠・歯根にかけて垂直に破折し歯髄腔は開放されている．

---

memo 9　歯槽膿漏（alveolar pyorrhoea）

歯槽膿漏という名称は辺縁性歯周炎のある特定の時期における臨床的所見からうまれたもので，多様な臨床像を示す辺縁性歯周炎の代名として適切な名称といえず，最近は医学用語として用いられていない．

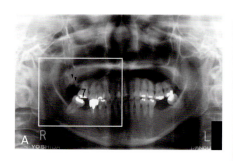
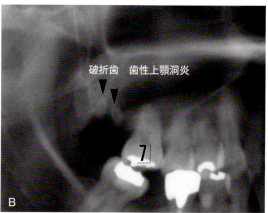

図4-21　破折歯（歯根の破折）による歯性上顎洞炎

症　例：34歳，女性
主　訴：右鼻漏，右頬部痛
現病歴：歯科で右上顎第3大臼歯の抜歯を受けた。その後右鼻漏，右頬部痛をきたし来院した。
病　態：抜歯時に歯根が破折し，遺残した歯根の歯髄腔は開放され感染をおこし根尖性歯周炎をきたし，この根尖病巣により歯性上顎洞炎をきたしていた。
A：パノラマエックス線撮影，B：Aの白枠の拡大
　　右上顎第3大臼歯の残根による右上顎洞炎を認める。

4.5　上顎囊胞による歯性上顎洞炎

　口腔領域の囊胞の分類については，いまだ意見の統一がなされていない。本邦ではWHOの口腔領域の上皮性囊胞の分類（1992）が広く用いられてきた。WHOの分類（1992）では上皮性囊胞は発育性囊胞と炎症性囊胞に分類されており，さらに発育性囊胞は，歯原性囊胞と非歯原性囊胞に分類されている。顎骨囊胞（上顎囊胞）により歯性上顎洞炎をきたす場合がある。

⑴　**発育性囊胞**（developmental cyst）

1）歯原性囊胞（odontogenic cyst）

　歯原性囊胞は歯原性上皮すなわち歯胚のエナメル器や歯堤の遺残，あるいはMalassez（マラッセ）の上皮遺残などが囊胞化したものである。含歯性（濾胞性歯）囊胞，側方性歯周囊胞などがある。1992年のWHO分類では，歯原性囊胞に分類されていた歯原性角化囊胞は，その性格から2005年のWHO新分類では歯原性腫瘍として分類が改められ，角化囊胞性歯原性腫瘍と改称された。臨床的には含歯性（濾胞性歯）囊胞の頻度が高い。

　含歯性（濾胞性歯）囊胞は埋伏歯の歯冠を腔内に入れる発育性囊胞である。上顎の含歯性囊胞では上顎洞に突出する場合もある。囊胞に伴う慢性炎症が感冒罹患などによる感染で急性増悪し上顎洞炎をきたす（図4-27）。囊胞が増大し，囊胞と上顎洞粘膜との間の骨が吸収され，囊胞壁と上顎洞粘膜とが接した状態では炎症が波及しやすい。また囊胞が原因の上顎性歯性病変による歯性上顎洞炎をきたす場合もある。詳細は第7章の上顎洞性・上顎性歯性病変による歯性上顎洞炎で述べる。

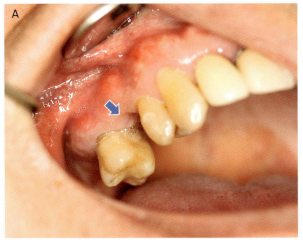
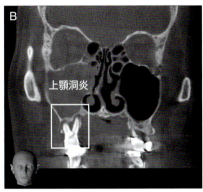
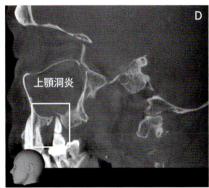
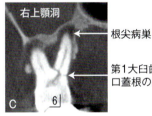
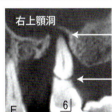

図4-22 破折歯（歯根の破折）による歯性上顎洞炎

症　例：68歳，男性
主　訴：頭痛
現病歴：歯科で2ヵ月前に右上顎第2小臼歯を抜歯した。その後より頭痛をきたし脳神経外科を受診した。CT検査で副鼻腔炎を指摘されて受診した。
病　態：歯根が破折し歯根の歯髄腔は開放され，感染をおこし根尖性歯周炎をきたし，この根尖病巣により歯性上顎洞炎をきたしていた。破折の原因は不明であるが咬合圧によるものあるいは歯科治療（隣在歯の抜歯）によるものが考えられた。
A：右上顎第2小臼歯は抜歯されている（矢印）。
B：コーンビームCT撮影（冠状断），C：Bの白枠の拡大
D：コーンビームCT撮影（矢状断），E：Dの白枠の拡大
　右上顎第1大臼歯の口蓋根が破折しており，根尖病巣を認め，右上顎洞炎をきたしている。

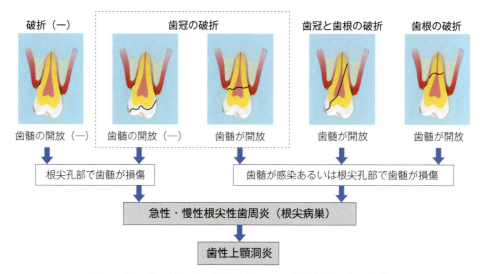

図4-23　歯の外傷後の根尖病巣による歯性上顎洞炎の病態

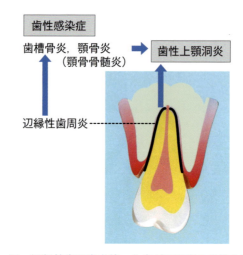

図4-24　辺縁性歯周炎を伴った歯が原因歯の歯性上顎洞炎

2）非歯原性嚢胞（non-odontogenic cyst）

鼻口蓋管（切歯管）嚢胞などがある．詳細は第7章の上顎洞性・上顎性歯性病変による歯性上顎洞炎で述べる．

(2)　炎症性嚢胞（inflammatory cyst）

炎症性嚢胞のうち臨床的には歯根嚢胞の頻度が高い．

歯根嚢胞は根尖孔と関係をもつ根尖病巣内に嚢胞が形成される病態である．無症状に経過することが多い．慢性根尖病巣，顎骨の炎症，嚢胞に伴う慢性炎症（図4-28）が感冒罹患などによる感

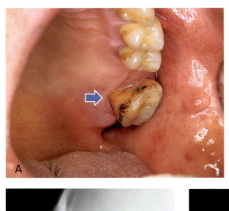
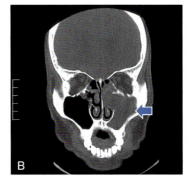
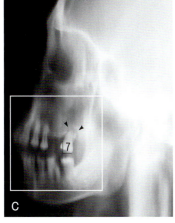
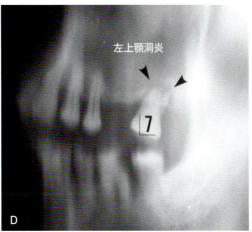

図4-25　辺縁性歯周炎を伴った歯（未処置歯）が原因歯の歯性上顎洞炎

症　例：61歳，男性
主　訴：左鼻閉
現病歴：誘因なく左鼻閉をきたし来院した。
経　過：動揺が著しい辺縁性歯周炎を伴った原因歯は抜歯し，鼻茸（鼻ポリープ）を伴った左歯性上顎洞炎に対して局所麻酔下に内視鏡下副鼻腔手術を行った。
A：原因歯に辺縁性歯周炎（矢印）を認める。
B：CT撮影（冠状断）
　　左歯性上顎洞炎（矢印）と篩骨洞炎を認める。
C：エックス線断層撮影（矢状断），D：Cの白枠の拡大
　　第2大臼歯の歯槽骨に吸収像（辺縁性歯周炎，矢印）を認め，左上顎洞炎を認める。

染で急性増悪し上顎洞炎をきたす。嚢胞が増大し，嚢胞と上顎洞粘膜との間の骨が吸収され，嚢胞壁と上顎洞粘膜とが接した状態（図4-29）では炎症が波及しやすい。
　外見上歯冠に病変がみられなくても，歯根嚢胞を伴った歯を歯性上顎洞炎の原因歯として疑うことが大切である。

(3)　術後性上顎嚢胞

　WHO分類では分類されていない。歯肉（歯齦）切開による経上顎的上顎洞根本手術（上顎洞粘膜は除去）後の晩発性合併症としてみられる嚢胞である。遺残上顎洞粘膜の増殖による嚢胞化説な

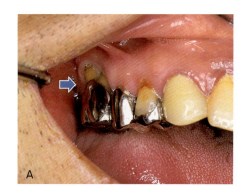
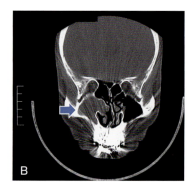
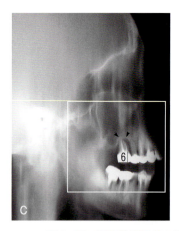
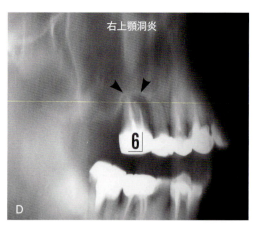

図 4-26　辺縁性歯周炎を伴った歯（処置歯）が原因歯の歯性上顎洞炎

症　例：53 歳，男性
主　訴：右鼻閉，右鼻漏
現病歴：誘因なく左鼻症状をきたし来院した。
経　過：動揺が著しい辺縁性歯周炎を伴った原因は抜歯し，保存的治療を行ったが治癒しなかった。右歯性上顎洞炎に対して局所麻酔下に内視鏡下副鼻腔手術を行った。
A：原因歯（根管処置，冠装着による歯冠修復）に辺縁性歯周炎（矢印）を認める。
B：CT 撮影（冠状断）
　　右歯性上顎洞炎（矢印）を認める。
C：エックス線断層撮影（矢状断），D：C の白枠の拡大
　　第 1 大臼歯の歯槽骨に吸収像（辺縁性歯周炎，矢印）を認め，左上顎洞炎を認める。

どの諸説がある。耳鼻咽喉科・頭頸部外科では 1990 年代から内視鏡下副鼻腔手術が導入され，最近は術後性上顎嚢胞が激減した。

　臨床的には，術後性上顎嚢胞による上顎性歯性病変が重要である。詳細は第 7 章の上顎洞性・上顎性歯性病変による歯性上顎洞炎で述べる。

4.6　歯科治療による歯性上顎洞炎　(表 4-2)

　歯内療法（根管処置）（図 4-2，図 4-9），歯内療法（根管処置）による上顎骨内異物（図 4-

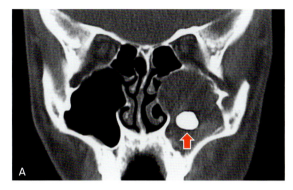

図4-27 含歯性（濾胞性歯）囊胞による歯性上顎洞炎

症　例：15歳，男性
主　訴：左頰部腫脹，左頰部痛
現病歴：誘因なく左頰部腫脹，左頰部痛をきたし来院した。
経　過：抗菌薬による消炎療法を行い，左頰部痛は改善した。局所麻酔下に内視鏡下副鼻腔手術を行い，囊胞を摘出した。
A：CT撮影（冠状断）
　埋伏歯の歯冠（赤矢印）を囊胞腔内に入れた含歯性囊胞を左上顎洞に認め，上顎洞炎を認める。囊胞壁と上顎洞粘膜の間の骨が吸収し，囊胞壁と上顎洞粘膜が接している。

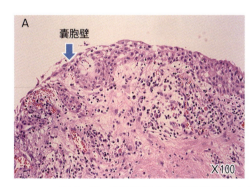
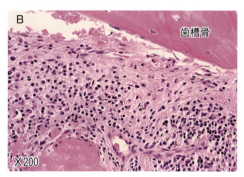

図4-28 歯根囊胞と周囲の歯槽骨の病理組織像（Hematoxylin-Eosin染色）

A：歯根囊胞壁
B：歯根囊胞周囲の歯槽骨
　歯根囊胞周囲の軟部組織，歯槽骨にリンパ球主体の炎症細胞浸潤を認め，慢性炎症を認める。このような慢性炎症が感染により急性増悪し上顎洞炎をきたす。

10），歯内療法（根管処置）による上顎洞内異物（図4-30，図4-31），歯内療法（根管処置）による歯の破折（図4-20），修復治療（齲蝕切削，窩洞形成，インレー修復）（図4-15），抜歯（図4-32），抜歯による破折根残留（図4-21），抜歯による口腔・上顎洞穿孔（図4-32），口腔・上顎洞瘻（図4-33），インプラント体埋入（図4-34），インプラント体埋入時の上顎洞底挙上術（Sinus Lift（図4-35），Socket Lift（図4-36）），インプラント体の上顎洞内迷入（図4-37），骨補塡材の上顎洞内漏出（図4-38），歯科矯正（図4-39）などの歯科治療により，歯周組織に感染し，歯槽骨炎，顎骨炎，顎骨骨髄炎，上顎洞炎などの歯性感染症をきたす。

表 4-2 歯科治療に伴う上顎洞炎（副鼻腔炎）の原因

- 歯内療法（根管処置）☞最も多い
- 歯内療法（根管処置）による上顎骨内異物，上顎洞内異物
- 歯内療法（根管処置）による歯の破折
- 修復治療（齲蝕切削，窩洞形成，インレー修復）
- 抜歯
- 抜歯による破折根残留
- 抜歯による口腔・上顎洞穿孔，口腔・上顎洞瘻
- インプラント体埋入
- インプラント体埋入時の上顎洞底挙上術
- インプラント体の上顎洞内迷入
- 骨補塡材の上顎洞内漏出
- 歯科矯正

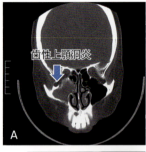

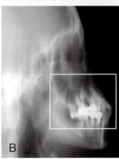

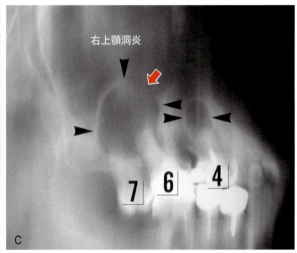

図 4-29 歯根囊胞による歯性上顎洞炎

症　例：48 歳，女性
主　訴：右鼻閉，右鼻漏，右頬部痛
現病歴：感冒罹患後より右鼻閉，右鼻漏（悪臭を伴う），右頬部痛をきたし来院した。
経　過：抗菌薬により消炎療法を行った後に原因歯を抜歯し，歯根囊胞を摘出した。同時に右歯性上顎洞炎に対しては局所麻酔下に内視鏡下副鼻腔手術を行った。
A：CT 撮影（冠状断）
　　右歯性上顎洞炎を認める。
B：エックス線断層撮影（矢状断），C：B の白枠の拡大
　　右上顎第 1 と第 2 大臼歯の歯根および第 1 小臼歯の歯根に歯根囊胞を認める（黒矢印）。囊胞壁と上顎洞粘膜の間の骨が吸収し，囊胞壁と上顎洞粘膜が接している（赤矢印）

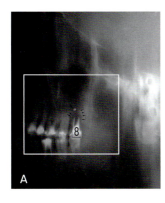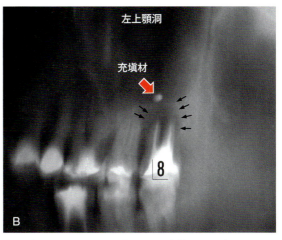

図4-30　歯内療法（根管処置）時の上顎洞内異物による歯性上顎洞炎

症　例：41歳，男性
主　訴：左頰部痛
現病歴：歯科で左上顎第3大臼歯の根管処置を受けた。治療後より左頰部痛が続き来院した。
A：エックス線断層撮影（矢状断），B：Aの白枠の拡大
　　左上顎第3大臼歯の根管処置に伴う上顎洞内異物（充塡材，赤矢印）が原因の上顎洞炎を認める。

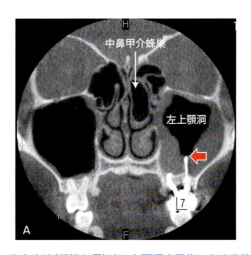

図4-31　歯内療法（根管処置）時の上顎洞内異物による歯性上顎洞炎

症　例：39歳，女性
主　訴：頭痛，左鼻閉
現病歴：歯科で左上顎第1大臼歯の根管処置を受けた。治療後より頭痛，左鼻閉をきたした。近医脳神経外科で副鼻腔炎を指摘され来院した。
A：コーンビームCT撮影（冠状断）
　　左上顎第1大臼歯の根管処置に伴う上顎洞内異物（充塡材，赤矢印）が原因の上顎洞炎を認める。

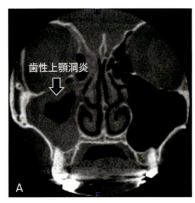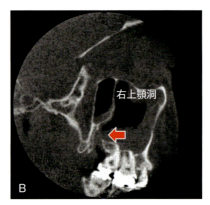

図4-32 抜歯による歯性上顎洞炎

症　例：40歳，女性
主　訴：右膿性鼻漏，右頬部痛
　　現病歴：歯科で右上顎第3大臼歯の抜歯を受けた。抜歯後に水を摂取すると鼻から水が出ていた。その後右膿性鼻漏，右頬部痛をきたし来院した。
経　過：抗菌薬による消炎療法を行った。口腔・上顎洞穿孔は自然閉鎖し歯性上顎洞炎は治癒した。
A：コーンビームCT撮影（冠状断），B：コーンビームCT撮影（矢状断）
　　右上顎第3大臼歯の抜歯窩と上顎洞が穿孔している（赤矢印）。右上顎洞に上顎洞炎を認める。

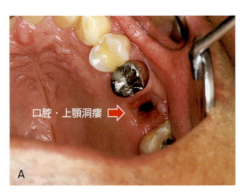

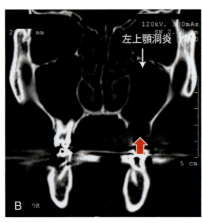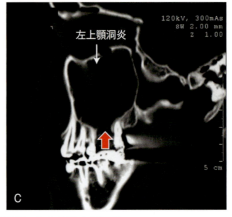

図4-33 口腔・上顎洞瘻による歯性上顎洞炎

症　例：48歳，男性
主　訴：左鼻閉，左鼻漏

現病歴：歯科で上顎洞の排膿を図るため左上顎第1大臼歯の抜歯が行われ，抜歯窩から上顎洞洗浄が繰り返されていた。歯科では口腔・上顎洞瘻閉鎖術が予定されていたが，鼻症状が治癒しないため来院した。
経　過：局所麻酔下に左内視鏡下副鼻腔手術と口腔・上顎洞瘻閉鎖術を同時に行った。術後，歯性上顎洞炎は治癒した。
A：口腔・上顎洞瘻（赤矢印）
B：CT撮影（冠状断），C：CT撮影（矢状断）
　　口腔・上顎洞瘻（赤矢印）を認め，左歯性上顎洞炎は改善していない。この状態で口腔・上顎洞瘻閉鎖術だけを行うと，左上顎洞炎が再燃する。

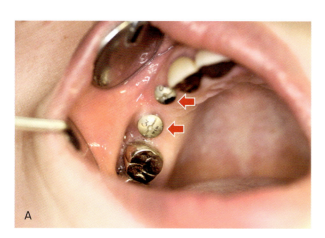
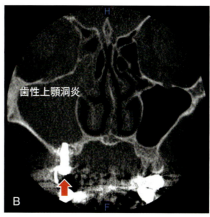
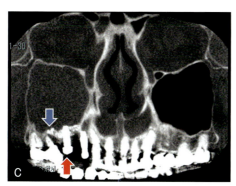
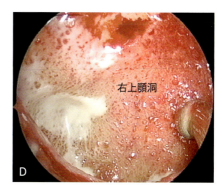

図4-34　インプラント体埋入による歯性上顎洞炎

症　例：54歳，女性
主　訴：右鼻漏
現病歴：歯科でインプラントの埋入が行われた。その後より右膿性鼻漏と発熱を来した。近医耳鼻咽喉科で保存的治療を受けているが上顎洞炎の改善はなく，インプラント体の抜去を勧められていた。歯科ではインプラントの抜去は否定的であり上顎洞炎が治癒してからインプラントを継続しましょうと言われた。7ヵ月が経過し来院した。
経　過：インテグレーションが良いインプラント体は抜去せずに，まず局所麻酔下に内視鏡下副鼻腔手術を行い，右歯性上顎洞炎は改善した。引き続きインプラント治療を行った。
A：埋入されたインプラント体（矢印）
　　インテグレーションは良好で，初期固定が得られている。
B：コーンビームCT撮影（冠状断）
　　インプラント体（矢印）が右上顎洞内に穿破している。上顎洞粘膜を穿破しているかどうかは画像からは不明である。
C：コーンビームCT撮影（Curved multiplanar reconstruction）
　　インプラント体（赤矢印）の隣在臼歯に根尖病巣（根尖性歯周炎）を認める（青矢印）。この根尖病巣がインプラント治療で急性増悪し，歯性上顎炎を惹起した可能性も否定できない。
D：開大した上顎洞の自然口からみた右上顎洞の術中内視鏡像
　　赤褐色に肥厚した粘膜と膿性の貯留液を認める。インプラント体は上顎洞粘膜を穿破していなかった。

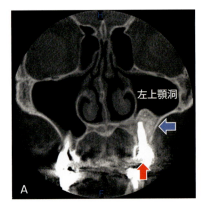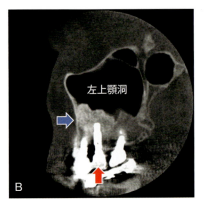

図4-35 インプラント治療（Sinus Lift）による上顎洞炎

症　例：62歳，女性
主　訴：左鼻漏，左頬部痛
現病歴：歯科でインプラント治療のためのSinus Liftが行われた。術後左鼻漏と左頬部痛を繰り返した。歯科で抗菌薬による消炎療法が繰り返された。副鼻腔精査の目的で来院した。
経　過：抗菌薬の点滴静注による消炎療法で歯性上顎洞炎は治癒した。
A：コーンビームCT撮影（冠状断），B：コーンビームCT撮影（矢状断）
　　左上顎洞の上顎洞底挙上術（Sinus Lift）が行われており（青矢印），インプラント（赤矢印）を認める。左上顎洞底に軽度の炎症を認める。

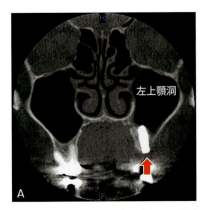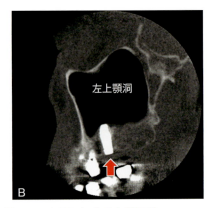

図4-36 インプラント治療（Socket Lift）による上顎洞炎

主　訴：左鼻漏
現病歴：歯科でインプラント治療のためのSocket Liftが行われた。術後10日間，左鼻出血が続いた。抗菌薬による消炎療法が行われたが，4ヵ月が経過しても左後鼻漏が改善しないため来院した。
経　過：抗菌薬の点滴静注による消炎療法で症状は改善した。
A：コーンビームCT撮影（冠状断），B：コーンビームCT撮影（矢状断）
　　インプラント体（赤矢印）を認め，左上顎洞底に軽度の炎症を認める。

(1) 上顎骨内・上顎洞内異物による歯性上顎洞炎

　歯科治療によるものが多い。根管充填時に根管充填材を上顎骨内へ押し込む場合（図4-10）あるいは上顎洞内へ押し込む場合（図4-30，図4-31），抜歯時に歯根や周囲の骨を上顎洞内へ押し込む場合，インプラント体を上顎洞内へ押し込む場合（図4-37）など，インプラント体埋入時の上顎洞底挙上術の際に骨補塡材を上顎洞内へ押し込む場合（図4-38）など，歯科治療にともなう上顎骨・上顎洞異物により上顎洞炎をきたす。

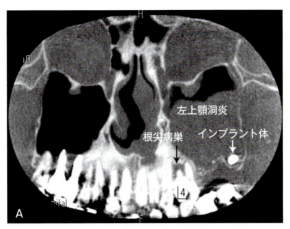

図4-37　インプラント体の上顎洞内迷入

症　例：33歳，男性
主　訴：左上顎洞内インプラント迷入
現病歴：左上顎第2大臼歯の抜歯後，socket lift を行い，インプラントを即時埋入中に，上顎洞内にインプラント体が迷入した。術後23日目に左上顎洞内インプラント異物摘出目的で当院を受診した。
経　過：局所麻酔下に左内視鏡下鼻副鼻腔手術と経歯的上顎洞異物摘出術を行った。術後，上顎洞炎は治癒した。
　　　　インプラント体自体は感染源ではないので，インプラント体が上顎洞内に迷入しただけでは，上顎洞炎はおこらない。上顎洞にインプラントが迷入することを契機に感染が加わり，閉鎖上顎洞での炎症の連鎖と悪循環が形成されると，難治性上顎洞炎になる。
A：コンビームCT撮影（Curved multiplanar reconstruction）
　左上顎洞炎，左篩骨洞炎，鼻中隔弯曲症を認め，左上顎洞底に迷入したインプラント体を認めた。隣接歯の左上顎第1小臼歯には根尖病巣を認めた。

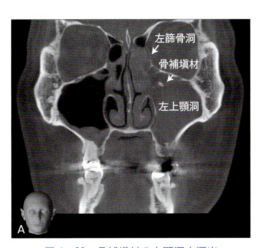

図4-38　骨補塡材の上顎洞内漏出

症　例：51歳，男性
主　訴：左鼻閉，左頰部鈍痛
現病歴：3年8ヵ月前に歯科で上顎洞底挙上術を受けた。上顎洞底挙上術には自家骨が用いられた。1年前に左上顎6番にインプラントを埋入したが，インテグレーションしないためインプラントは抜去された。歯科でのCTで左上顎洞炎を指摘されたが，いつ頃から左上顎洞炎が発症したのかは不明である。
経　過：局所麻酔下に左内視鏡下鼻副鼻腔手術を行った。術後，副鼻腔炎は治癒した。
　　　　骨補塡材自体は感染源ではないので，骨補塡材が上顎洞内に漏出しただけでは，上顎洞炎はおこらない。上顎洞に骨補塡材が漏出することを契機に感染が加わり，閉鎖上顎洞での炎症の連鎖と悪循環が形成されると，難治性上顎洞炎になる。
A：コンビームCT撮影（冠状断）
　左上顎洞炎と左篩骨洞炎を認め，左上顎洞に漏出した骨補塡材を認めた。

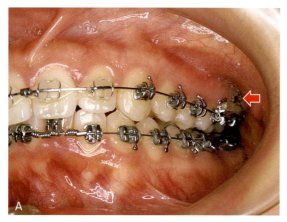
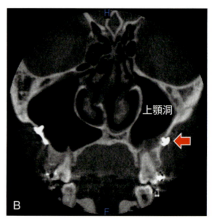

図4-39　歯の矯正による上顎洞炎

症　例：25歳，女性
主　訴：左鼻漏，左頰部痛
現病歴：歯科で歯の矯正のための両側智歯の抜歯を行い，矯正を開始した．感冒に罹患した後より左鼻漏，左頰部痛をきたし来院した．
経　過：抗菌薬による消炎療法で上顎洞炎は改善した．
A：歯性上顎洞炎の原因になった歯科矯正治療（矢印）
B：コーンビームCT撮影（冠状断）
　　矯正治療用のプレートのスクリュー（赤矢印）が上顎洞内に貫通し，左上顎洞底に炎症を認める．

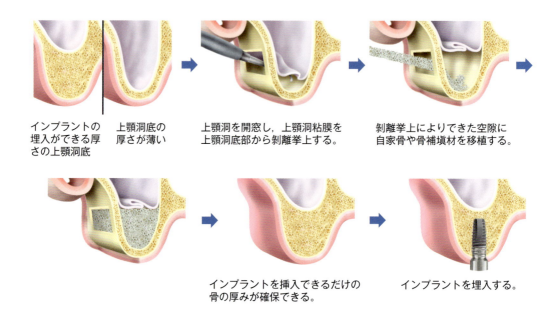

図4-40　上顎洞底挙上術（Maxillary Sinus Augmentation）：Sinus Lift

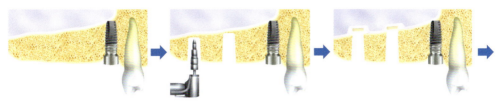
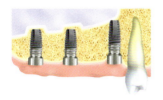

歯槽頂からドリルで穴をあけ，洞底の骨を薄く残す。

薄く残した洞底の骨を槌打し，薄く残した洞底骨と粘膜を共に挙上する。

挙上してできた空隙に骨補塡材を移植しインプラント体を埋入する。

図4-41 上顎洞底挙上術（Maxillary Sinus Augmentation）：Socket Lift

---

memo 10　インプラント治療時の上顎洞底挙上術（Maxillary Sinus Augmentation）

近年，インプラント治療に伴う上顎洞炎を診察する機会は少なくない。Sinus Lift（図4-35，図4-40）とSocket Lift（図4-36，図4-41）は，インプラント体を埋入できるだけの上顎骨の厚みがない場合に行う上顎洞底挙上術（Maxillary Sinus Augmentation）の一つの方法である。

Sinus Lift（図4-40）は，上顎洞底の厚さが薄い場合，上顎洞を開窓し上顎洞粘膜を上顎洞底部から剝離挙上し，挙上によりできた空隙に自家骨や骨補塡剤を移植し，インプラント体を埋入できるだけの骨の厚みを確保する方法である。

Socket Lift（図4-41）は，上顎洞底の厚さが比較的薄い場合，歯槽頂からドリルで穴を開け，同部より上顎洞底部の骨と上顎洞粘膜を挙上し，挙上によりできた空隙に骨補塡材を移植し，インプラント体を埋入できるだけの骨の厚みを確保する方法である。

歯性上顎洞炎の診断と治療において，耳鼻咽喉科・頭頸部外科医もインプラント治療を理解しておく必要がある。

---

(2) 口腔・上顎洞穿孔，口腔・上顎洞瘻による歯性上顎洞炎

上顎の抜歯時に上顎洞底を穿孔し，口腔・上顎洞穿孔をきたすことがある（図4-32）。穿孔が小さく，上顎洞底の粘膜が損傷されていない場合は自然閉鎖するが，上顎洞炎の感染経路になる。口腔・上顎洞穿孔の治癒が遷延し，抜歯窩周囲より上皮化がおこると，口腔・上顎洞瘻を形成し（図4-33）上顎洞炎の感染経路になる。

歯科では原因歯を抜歯した後の抜歯窩（口腔上顎洞穿孔部）を，歯性上顎洞炎の排膿路（ドレ

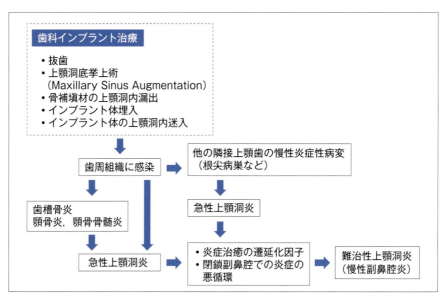

図4-42 歯科インプラント治療による上顎洞炎（副鼻腔炎）の病態

ナージ）として用い，同部から洗浄を繰り返す治療が行われている．たとえ洗浄以外の時には保護床を装着したとしても口腔上顎洞穿孔部は常に上顎洞の感染経路になり，歯性上顎洞炎の治癒が遷延する．好ましい治療とはいえない．詳細は第6章「歯性上顎洞炎の治療」で述べる．

> **memo 11　上顎骨**
> 骨組織は厚く充実した緻密質と薄い梁にほぐれた海綿質とに区別される．海綿質の骨梁の隙間は骨髄で占められている．上顎骨の大部分は海綿質からなっており，根尖周囲組織あるいは辺縁周囲組織の病変は，歯槽骨炎・顎骨炎・顎骨骨髄炎症を介して炎症が波及しやすい．

(3) 歯科インプラント治療による上顎洞炎

抜歯，インプラント埋入のためのSocket Lift, Sinus Liftなどの上顎洞底挙上術（Maxillary Sinus Augmentation），インプラント体の埋入（図4-34），インプラント体の上顎洞内迷入（図4-37），上顎洞底挙上術時の上顎洞内への骨補填材漏出（図4-38）などの歯科インプラント治療時に，歯周組織に感染し，歯槽骨炎・顎骨炎・顎骨骨髄炎（インプラント周囲炎），上顎洞炎などの感染症をきたす[7)8)]．

歯科インプラント治療による上顎洞炎（副鼻腔炎）の病態（図4-42）は，①インプラント治療

---

7) 佐藤公則：インプラント治療による歯性上顎洞炎インプラントの取り扱いと内視鏡下鼻副鼻腔手術の役割．耳展 54：398-405, 2011.
8) 佐藤公則：内視鏡下上顎洞迷入インプラント摘出術―内視鏡下手術と耳鼻咽喉科の役割―．耳展 56：54-58, 2013.

表 4-3 歯性上顎洞炎（歯性副鼻腔炎）の治癒遷延化因子

1. 鼻・副鼻腔形態の異常
    Ostiomeatal complex の閉塞・換気不全
    鼻中隔弯曲，中鼻甲介蜂巣，下鼻甲介肥大
    Haller's cell，篩骨胞の肥大など
2. 粘膜防御機能の低下
    気道液の産生分泌と粘液線毛系機能の低下
    粘膜免疫機能の低下
3. 鼻・副鼻腔・上気道粘膜の炎症
    鼻アレルギー
    気管支喘息（One Airway, One Disease）
    アスピリン喘息
4. 感染
    ウイルス，細菌，真菌

によりインプラント周囲炎，上顎洞炎などの感染症をきたす場合，②患側の隣接上顎歯に慢性炎症性病変（根尖病巣など）が存在し，インプラント治療を契機に歯性感染症（歯周組織炎，歯性上顎洞炎など）をきたす場合，③①と②の病態の組み合わせの場合がある[7]。

インプラント体，骨補塡材自体は感染源ではないので，インプラント体が上顎洞内に迷入あるいは骨補塡材が上顎洞内に漏出しただけでは，上顎洞炎はおこらない。上顎洞内異物を契機に感染が加わり，閉鎖上顎洞での炎症の連鎖と悪循環が形成されると，難治性上顎洞炎になる。

4.7 上顎の形態：根尖と上顎洞底の距離

従来，原因歯は上顎洞底との距離が近い上顎の第1・第2大臼歯が多いといわれていたが，近年第2小臼歯が原因歯になることもある。原因歯の歯根尖部が上顎洞底に突出している場合は炎症が波及しやすいのは当然だが，原因歯の歯根尖部は必ずしも上顎洞底に突出している必要はなく，歯の歯根尖部と上顎洞底との距離が離れていても歯性上顎洞炎の原因になりうる。歯根尖部と上顎洞底との距離が離れていても，根尖周囲組織あるいは辺縁周囲組織の病変は，歯槽骨炎・顎骨炎・顎骨骨髄炎などの歯性感染症をきたし，さらに上顎洞に炎症が及ぶからである（図2-16）。

4.8 歯性上顎洞炎（歯性副鼻腔炎）の治癒遷延化因子

慢性副鼻腔炎の治癒を遷延化させる因子にはいくつかの因子がある（表4-3）。歯の病変が原因で上顎洞に炎症をきたす歯性上顎洞炎の治癒過程はさまざまである。歯性上顎洞炎（歯性副鼻腔炎）が通常の副鼻腔炎と異なる点は，歯の炎症性病変とそれに伴う歯性感染症が上顎洞底に存在するため，上顎洞が感染を受ける機会に常にさらされていることである。

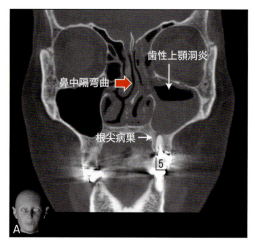

図 4-43　鼻中隔弯曲による Ostiomeatal complex（中鼻道自然口ルート）と上顎洞自然口の閉塞・換気不全

症　例：65 歳，女性
主　訴：左膿性鼻漏
現病歴：感冒罹患後より左膿性鼻漏をきたす。
経　過：抗菌薬の点滴静注による消炎療法を行い左急性歯性上顎洞炎は治癒した。第 2 小臼歯の根尖病巣は無症状の根尖病巣として経過を観察している。
A：コーンビーム CT 撮影（冠状断）
　　上顎左第 2 小臼歯には歯内療法が行われているが，口蓋根の根管充填が十分ではなく根尖病巣をきたし，左急性歯性上顎洞炎をきたしている。炎症は上顎洞のみならず篩骨洞にも及んでいる。鼻中隔が弯曲し（赤矢印），左上顎洞の自然口と Ostiomeatal complex を閉塞している。鼻中隔弯曲などの鼻腔形態の異常による左上顎洞の換気・排泄不全は，感冒により急性歯性上顎洞炎を惹起する 1 つの原因である。歯性上顎洞炎の保存的治療を行う際にも，上顎洞のみではなく副鼻腔と鼻腔形態を考慮しなければならない。

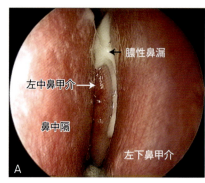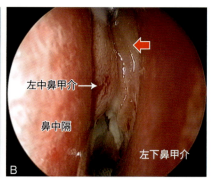

図 4-44　粘膜腫脹による Ostiomeatal complex（中鼻道自然口ルート）と上顎洞自然口の閉塞・換気不全

A：左中鼻道に左歯性上顎洞炎の膿性鼻漏を認める。
B：剝離子で左中鼻甲介を内側へ圧排すると，Ostiomeatal complex と上顎洞自然口周囲の粘膜が浮腫状に腫脹し，同部を閉塞している（赤矢印）。

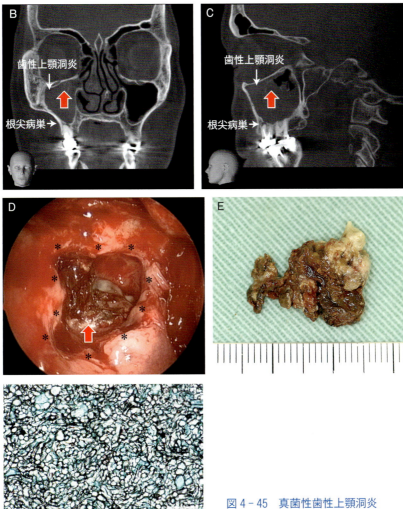

図4-45 真菌性歯性上顎洞炎

症　例：61歳，女性
主　訴：頭痛
現病歴：頭痛で内科を受診する。CT検査で右上顎洞炎を認め，当院を受診した。
経　過：抗菌薬による消炎療法を行ったが，右歯性上顎洞炎は治癒しなかった。真菌性上顎洞も疑われることから，局所麻酔下に右内視鏡下副鼻腔手術を行い，真菌性歯性上顎洞炎は治癒した。
A：右上顎第2大臼歯は歯冠修復されている（矢印）。

B：コーンビーム CT 撮影（冠状断）
C：コーンビーム CT 撮影（矢状断）
　　右上顎第 2 大臼歯には歯内療法が行われているが，頬側近心根の根管充塡が十分ではなく根尖病巣をきたし，左急性歯性上顎洞炎をきたしている。上顎洞内には high density area（赤矢印）を認め，真菌の存在が疑われる。
D：術中に開大した上顎洞の自然口からみた右上顎洞の内視鏡像（70 度斜視硬性鏡像）
　　赤褐色に肥厚した粘膜，膿性貯留液，真菌塊（赤矢印）を認める。
　　＊開大された上顎洞の自然口
E：摘出した真菌塊
G：真菌（アスペルギルス）の組織像（グロコット染色）

(1) 鼻・副鼻腔形態の異常

　Ostiomeatal complex（中鼻道自然口ルート）と上顎洞自然口の閉塞・換気不全により歯性上顎洞炎（歯性副鼻腔炎）の治癒が遷延化する。副鼻腔とくに前頭洞，前篩骨洞，上顎洞の換気と排泄の要である Ostiomeatal complex の閉塞は歯性上顎洞炎（歯性副鼻腔炎）を遷延化させる重要な因子である。

　同部の閉塞は鼻中隔弯曲（図 4-43），中鼻甲介蜂巣（図 4-31）中鼻甲介の弯曲あるいは偏位，鉤状突起の逆弯曲，下鼻甲介肥大などの鼻腔の形態異常，Haller's cell，篩骨胞の肥大などの副鼻腔の形態異常，炎症による粘膜腫脹（図 4-44），鼻茸（鼻ポリープ）などによりおこる。

> **memo 12**　Ostiomeatal complex, Ostiomeatal unit（中鼻道自然口ルート）
>
> 　ostiomeatal complex または unit は副鼻腔の開口をさす ostium と通路を示す meatus の合成語であり，complex または unit は一つの単位を意味している。機能単位を示す抽象的呼称であり，解剖学的に具体的な特定の部位をさすものではない[9]。
>
> 　ostiomeatal complex は副鼻腔のハブとなる部位であり，副鼻腔とくに前頭洞，前篩骨洞，上顎洞の換気（ventilation）と排泄（drainage）の要である。
>
> 　ostiomeatal complex の閉塞性病変が副鼻腔炎の原因とされており，Naumann（1965）[10] により提唱された概念である。

(2) 粘膜防御機能の低下

　感染に対する気道粘膜の防御機能は，粘液線毛系と粘膜免疫系が基本である[11]。両者がともに正常であることが重要で，一方の欠落を他方が代償することはない[11]。

1）気道液の産生分泌と粘液線毛系

　吸気中の異物は外層粘液に補足され，粘液とともに線毛運動によって咽頭に向かって輸送され，排除される[11]。この粘液線毛輸送機能（mucociliary transport system）は，粘液層を輸送する機能

---

9) 大西俊郎：FESS の理論　内視鏡的副鼻腔手術．p17, メジカルビュー社　東京，1995.
10) Naumann H: Pathologische Anatomie der chronischen Rhinitis und Sinusitis. Proceedings Ⅷ International Congress of Oto-Rhino-Laryngology. p80, Excepta Medica, Amsterdam, 1965.
11) 坂倉康夫：粘液繊毛輸送機能．上気道液の生理と病態．p123-130, 協和企画通信，東京，1989.

である[11]。上顎洞粘膜の粘液線毛輸送機能は，上顎洞の自然口に向かって働いている。上顎洞内の異物は外層粘液に補足され，粘液とともに線毛運動によって上顎洞の自然口に向かって輸送され，排除される。

粘液線毛輸送は，①線毛の因子（線毛細胞と線毛の数，線毛打の振幅と頻度，線毛打相互の協調性），②粘液の因子（粘液量とそのレオロジー的特性），③線毛と粘液の相互作用（線毛間液の深さ，分泌細胞からの粘液放出様式）により決定される[11]。上顎洞の排泄（drainage）にも，①～③の因子が関与する。

線毛打は線毛間液中で行われる。線毛間液が少なければ線毛運動不全が起こり，線毛間液がなければ線毛運動は生じない[12]。また線毛運動がいかに活発でも，線毛打が外層粘液に達しないと粘液線毛機能不全が起こる。外層粘液が存在しないと粘液線毛輸送は生じない[12]。

慢性副鼻腔炎では，線毛細胞が減少し，杯細胞が過形成し粘液量が増加し，粘液が粘稠になる。したがって粘液線毛機能が低下し，粘液の粘稠度が高まり，粘液の停滞が起こる。その結果，上顎洞炎では，上顎洞の排泄（drainage）が障害される。

歯性上顎洞炎では，線毛細胞は比較的保たれ，杯細胞は過形成ではなく粘液量が増加していない。また膿性の貯留液を認めるが，粘液が粘稠ではない。すなわち多列線毛上皮の傷害は少なく，線毛機能が活発な粘膜に戻る可能性が形態学的に推察される。（第6章「歯性上顎洞炎（歯性副鼻腔炎）の治療」参照）。

2）粘膜免疫機能

近年，全身系免疫機構とは異なる粘膜独自の免疫機能の存在が明らかになり，分泌型IgAの誘導・制御など，徐々にその実態が解明されつつある。本項では詳細を割愛する。

(3) 鼻・副鼻腔・上気道粘膜の炎症，感染

1）鼻アレルギー，気管支喘息，アスピリン喘息

最近 One Airway, One Disease（United Airway Disease）という概念が提唱されている。これはアレルギー性鼻炎とアトピー型気管支喘息，好酸球性副鼻腔炎と非アトピー型気管支喘息やアスピリン喘息など様々な上気道疾患と下気道疾患が相互に関係しているという概念である。すなわち上気道と下気道の疾患は，その病態に何らかの類似性があり一つの気道病態として捉える概念である。

特に好酸球性副鼻腔炎は，難治性・易再発性であるが，好酸球浸潤の機序やその作用についてはいまだ不明である。好酸球性副鼻腔炎と歯性上顎洞炎の合併症例もある。

2）感染

ウイルス，細菌が鼻腔から自然口を通じて副鼻腔に感染し，急性副鼻腔炎が発症する。そしてそ

12）坂倉康夫：気道液の形態学．上気道液の生理と病態．p31-40, 協和企画通信，東京，1989.

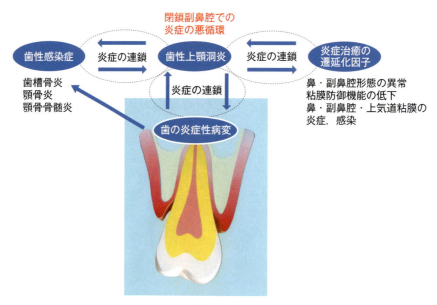

図4-46　歯性上顎洞炎の炎症の連鎖

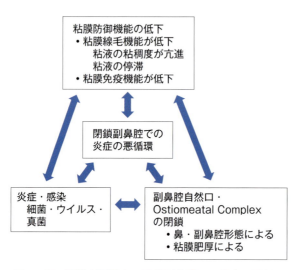

図4-47　歯性上顎洞炎の閉鎖副鼻腔での炎症の悪循環

の治癒遷延化や急性炎症の反復により慢性副鼻腔炎へと移行する。
　副鼻腔真菌症は，鼻腔が広く空気の流出量が多い側に生じやすいことから，真菌が侵入しやすい局所条件が成因として考えられている。また副鼻腔の嫌気的な環境が真菌の発育を促すとされている。上顎洞に最も発症しやすく，原因菌としてはアスペルギルスが最も多い。上顎洞真菌症（真菌性上顎洞炎）と歯性上顎洞炎の合併症例（図4-45）もある。

4.9 難治性歯性上顎洞炎の病態

　根尖性歯周炎あるいは辺縁性歯周炎などの歯の炎症性病変と歯性感染症（歯槽骨炎・顎骨炎・顎骨骨髄炎）が上顎洞底に常に存在すると，上顎洞底は感染を受ける機会に常にさらされている（図4-1）。このような上顎洞底に存在する歯の炎症性病変と歯性感染症（歯槽骨炎・顎骨炎・顎骨骨髄炎）が，感冒罹患や歯科治療による感染で急性増悪し，急性歯性上顎洞炎を惹起する。さらに上顎洞の換気（ventilation）と排泄（drainage）が不良であると，急性上顎洞炎の治癒は遷延化し，難治性の歯性上顎洞炎をきたす。

　歯性上顎洞炎（歯性副鼻腔炎）では，歯の炎症性病変と歯性感染症（歯槽骨炎・顎骨炎・顎骨骨髄炎），歯性上顎洞炎（歯性副鼻腔炎）そして炎症治癒を遷延化させる因子の間の炎症の連鎖が形成されている（図4-46）。特にOstiomeatal complex（中鼻道自然口ルート）と上顎洞自然口の閉塞・換気不全，感染，粘液線毛系機能の低下による閉鎖副鼻腔での炎症の悪循環が形成されると（図4-47），歯性上顎洞炎（歯性副鼻腔炎）は難治性になる。したがって歯性上顎洞炎（歯性副鼻腔炎）の治療，特に保存的治療に抵抗する歯性上顎洞炎の治療を行う際には，その病態を正確に把握し，これらの炎症の連鎖を断ち切り，閉鎖副鼻腔での炎症の悪循環を改善させることが大切である。

　歯の炎症性病変が原因で上顎洞（副鼻腔）に炎症をきたす歯性上顎洞炎（歯性副鼻腔炎）であるが，歯性上顎洞炎（歯性副鼻腔炎）の治癒を遷延化させる因子の関与もある。個々の歯性上顎洞炎（歯性副鼻腔炎）の病態を把握し診断・治療を行う際には，上顎洞と歯の関連に目を向けるのではなく，鼻・副鼻腔と歯の関連に目を向けることが大切である。

5

歯性上顎洞炎（歯性副鼻腔炎）の診断

　歯性上顎洞炎（歯性副鼻腔炎）の診断では歯と上顎洞（副鼻腔）の病的因果関係，歯の炎症が上顎洞炎に先行することを明らかにすることが必要である。重要なことは，
　1）どの歯が原因歯であるのか
　2）どのような病態で原因歯あるいは歯性感染症が歯性上顎洞炎（歯性副鼻腔炎）をきたしているのかを診断することである。
　歯性上顎洞炎で耳鼻咽喉科を受診する患者は，歯科では「歯には異常がない」と説明を受けている場合が多い。また歯性上顎洞炎の原因歯の診断を耳鼻咽喉科から歯科に依頼した場合に同様の返事をもらう場合もある。前述したように根管の形態は複雑（図2-9）であり，完璧な根管治療は困難な場合もある。根管処置が十分ではない歯科処置後の歯が歯性上顎洞炎の原因歯である場合は，無用のトラブルを避けるためにも患者に対する説明に配慮が必要である。
　多くの歯性上顎洞炎は片側性であるが，両側性の歯性上顎洞炎も認められる（図4-10）。上顎洞真菌症（真菌性上顎洞炎）（図4-45），上顎洞癌（図5-1）などの片側性の上顎洞疾患との鑑別も常に念頭においておく必要がある。

5.1　問　診

　歯と上顎洞（副鼻腔）の病的因果関係を明らかにすることが歯性上顎洞炎の診断で必要であり，問診は重要である。歯の炎症性病変と上顎洞炎の症状の時間的関係を詳しく問診する。病歴で特に重要なのは，感冒の罹患歴と歯科治療歴である。歯性上顎洞炎が惹起され急性増悪する誘因としては，感冒罹患あるいは歯科治療（特に根管治療，抜歯など）が多い（第4章「memo 4　歯性上顎洞炎の誘因」）。
　歯の症状に関しては，急性期には歯の炎症と歯性感染症の症状（歯肉の疼痛と腫脹，咬合時の疼痛など）を訴えるが，慢性期には原因歯の症状は軽度あるいは認められない。通常の慢性副鼻腔炎に比べて歯性上顎洞炎では頬部痛，頬部腫脹，歯根部の違和感など歯性感染症の症状を訴える場合が多いが，歯の症状がないにもかかわらず上顎洞炎の症状をきたしている症例もある。このような例では歯の炎症性病変と上顎洞炎の時間的関係を明らかにできないこともある。

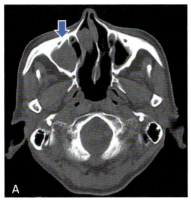
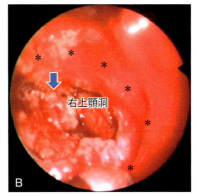
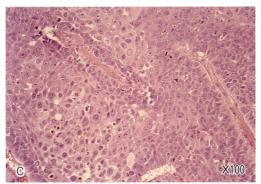

図5-1　初期の上顎洞癌（T1N0M0）

症　例：78歳，男性
主　訴：右鼻閉，右鼻漏
現病歴：右鼻閉と鼻漏（時々血が混じる）を訴え来院する。
経　過：抗菌薬による消炎治療で改善しないため，上顎洞試験開洞術を兼ねて局所麻酔下に内視鏡下副鼻腔手術を行う。
A：CT撮影（軸位断）
　　右上顎洞の混濁（矢印）を認める。骨破壊はない。
B：右内視鏡下上顎洞試験開洞術（70度斜視硬性鏡像）
　　右上顎洞の外側下壁に易出血性の腫瘍（矢印）を認める。
　　＊開大された右上顎洞の自然口
C：病理組織像（Hematoxylin-Eosin染色）
　　中分化型扁平上皮癌を認める。

　鼻・副鼻腔の症状に関しては，通常の上顎洞炎，副鼻腔炎の症状（鼻閉，鼻漏，後鼻漏，頭重感，頭痛）をきたす。悪臭を伴う膿性鼻漏を訴える患者が多い。通常の慢性副鼻腔炎に比べて強い症状を訴える例も少なくない。

5.2　視　診

(1) 鼻　腔

　歯性上顎洞炎の鼻内所見は，急性像を呈するもの，慢性像を呈するもの，鼻内所見を認めないものがある。急性像としては鼻粘膜が発赤，腫脹し，中鼻道に黄色の膿を認め，急性副鼻腔炎の所見

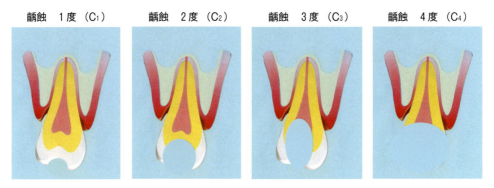

図5-2 齲蝕の進行度分類

本来保険用語として作られたが，便利なので臨床的分類として広く利用されている．
齲蝕1度（C_1）：エナメル質の着色あるいは歯質欠損を伴う齲蝕．象牙質の最表層が侵されていることもある．
齲蝕2度（C_2）：比較的深在性の象牙質の齲蝕で窩内に多量の感染歯質を有しているが，歯髄腔との間に健康象牙質が介在している．
齲蝕3度（C_3）：齲蝕により歯髄腔と外界が交通している．
齲蝕4度（C_4）：歯冠の崩壊が著しく，残根状態のもの．

を認める．慢性像としては中鼻道に黄色の膿，中鼻道の閉塞，鼻茸（鼻ポリープ）を認め，慢性副鼻腔炎の所見を認める．中鼻道の膿は純膿性で悪臭が強い場合が多い．口腔上顎洞瘻があり，同部から排膿した例では，鼻内所見に乏しい場合がある．また鼻中隔弯曲などの鼻腔の形態異常，炎症による粘膜腫脹，鼻茸（鼻ポリープ）など中鼻道自然口ルート（ostiomeatal complex）（第4章 memo 12）の閉塞の原因を診察する．詳細な観察には鼻咽腔ファイバースコープを用いる．

(2) 口腔（歯と歯周組織）

従来，「齲歯に伴う片側性の上顎洞炎を認めたら，歯性上顎洞炎を疑え」と言われてきた．しかし最近の歯性上顎洞炎の原因歯は，十分ではない根管処置を伴った歯科処置後の歯が多く，未処置の齲歯が原因歯になる例はまれになった．したがって歯科的に治療された歯で外見上齲蝕がなくても，すなわち根管処置（抜髄，根管充填）と冠装着などの歯冠修復，あるいはインレー修復がなされていても，歯性上顎洞炎の原因歯として疑うことが非常に大切である．一方，齲蝕がなくても辺縁性歯周炎などを伴った歯も歯性上顎洞炎の原因歯になるため，歯性上顎洞炎の原因歯として疑うことが大切である．

齲蝕は進行度により1度（C_1）から4度（C_4）に分類（図5-2）される．齲蝕が歯髄腔に達する3度（C_3）と4度（C_4）の齲蝕では，感染歯髄が歯髄死をきたし根尖病巣を形成し，歯性上顎洞炎の原因歯になりやすい．

視診では，未処置の齲歯であれば齲蝕の進行度（エナメル質の着色・変色，歯冠の状態など）（図5-3-A, B），歯の辺縁部の状態（辺縁性歯周炎など）（図5-3-C, D），歯科処置後の歯であればその状態（冠装着などの歯冠修復，インレーなど）（図5-3-D, E），歯肉の状態（歯肉肉芽腫，歯肉膿瘍，嚢胞などによる歯肉腫脹など）（図5-3-F, G），すでに抜歯が行われていれば口

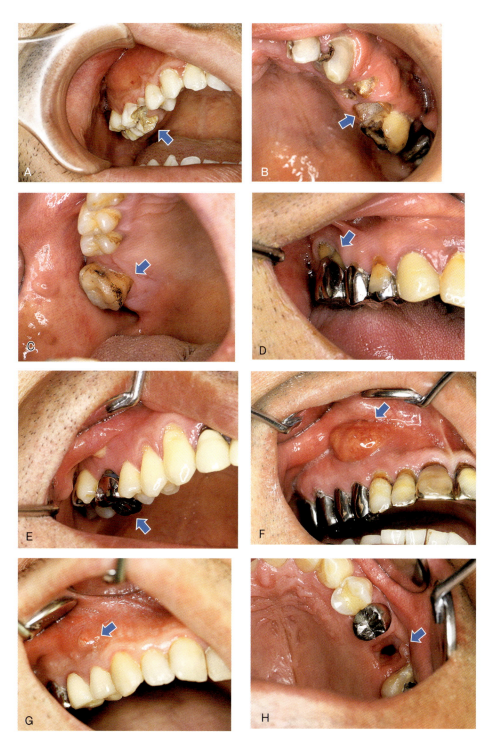

図5-3　歯と歯周組織の視診

A：未処置の齲歯（C_3）（矢印）
B：未処置の齲歯（C_4）（矢印）
C：辺縁性歯周炎を伴った未処置歯（矢印）
D：辺縁性歯周炎を伴った処置歯（根管処置，歯冠修復歯）（矢印）
E：根管処置，歯冠修復歯（矢印）
F：根尖病巣による歯肉膿瘍（矢印）
G：根尖病巣による歯肉肉芽腫（矢印）
H：抜歯後の口腔・上顎洞瘻（矢印）

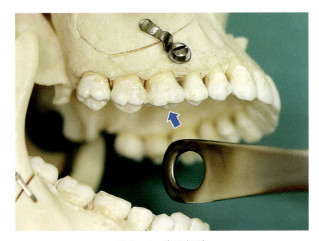

図5-4 歯の打診
舌圧子で歯軸方向（矢印）に歯を垂直に軽くたたき，打診痛の有無を検査する。

腔・上顎洞瘻の有無（図5-3-H）などを診察する。
　触診では歯の動揺の程度を確認する。動揺が大きい辺縁性歯周炎を伴った歯は，歯の保存が難しい。上顎嚢胞が大きくなると羊皮紙様感が触知できる。

5.3 打　　診

　打診の方法は歯軸方向に行う垂直打診（図5-4）が診断に有用である。舌圧子で歯軸方向に歯を軽くたたく。疼痛（打診痛，percussion pain）を認めれば歯の根尖部に病変が存在する。前述したように最近は歯科的に治療された歯（根管処置歯と冠装着などの歯冠修復歯）が歯性上顎洞炎の原因歯になる場合が多い。打診は歯科的に治療された歯に対しても行うべきである。慢性の根尖病巣では疼痛（打診痛）を認めない場合もある。

5.4 電気歯髄診断 (図5-5)

　歯髄に微弱な電気刺激を加えて，その反応により歯髄の生死，病態を調べる検査法である。生活歯では電流量を増加し閾値に達すると痛みを感じる。歯髄が壊死した歯では電流を増加しても痛みを感じない。また閾値は歯髄の病態により変化するので，病状の進行を推測できる。すなわち急性単純性歯髄炎を起こした歯では健康な歯に比べて閾値が低下し，弱い電流でも痛みを感じる。急性化膿性歯髄炎や慢性歯髄炎を起こした歯では健康な歯に比べて閾値が増大し強い電流で痛みを感じる。

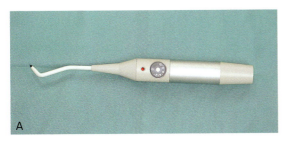
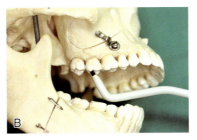

図5-5 電気歯髄診断

電気歯髄診断器（A）により微弱な電流を歯に流し（B），歯髄の生死を判定する。
電気歯髄診断を正しく行うためには，歯面を乾燥させ電流のリークを防ぎ，前歯では唇側面，臼歯では咬合面の歯髄に近い部位に，電導性ペーストを付けて電導子を接触させ，さらに患歯と同歯種の健康歯を対照として両者の値を比較する。

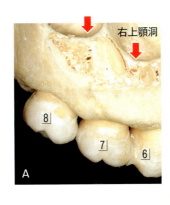
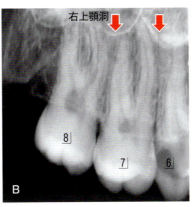

図5-6 エックス線単純撮影（口内法）

BのエックスX線単純撮影（口内法）はAを撮影したものである。
右上顎第1，第2，第3大臼歯の根尖部と上顎洞底（赤矢印）の関係が不明瞭である。

5.5 上顎洞試験穿刺（図6-4）

　上顎洞内の膿は純膿性で悪臭が強い場合が多いが，その理由は明らかではない（毛利　学ら，1982）[1]。歯性上顎洞炎をきたした上顎洞の貯留液からの検出菌・起炎菌は *Staphylococcus aureus*，*α-Streptococcus* などであり，通常の急性・慢性副鼻腔炎からの検出菌とほぼ同じ菌種であり，歯性上顎洞炎に特異な細菌の関与は少ない（毛利　学ら，1982）[1] と報告されている。

5.6 エックス線検査

　歯性上顎洞炎の画像診断法として，歯に対して口内法，咬合法，上顎洞に対して Caldwell（後

---

1) 毛利　学，他：歯性上顎洞炎の細菌．耳鼻臨床 75（増2）：536-542，1982．

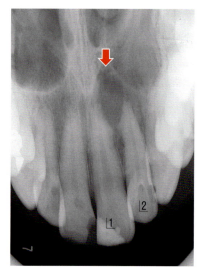

図5-7 エックス線単純撮影（咬合法）
左中切歯の根尖部に根尖病巣（赤矢印）を認める。

頭-前頭位）法，Waters（後頭-頤位）法などのエックス線単純撮影，歯と上顎洞に対してパノラマエックス線撮影，エックス線断層撮影が以前より行われてきた。近年，顎顔面用のコーンビーム（conebeam）CT装置の出現により歯性上顎洞炎の病態と診断がより正確に行えるようになった。

齲歯の状態，根管処置と冠装着などの歯冠修復の状態，根尖病巣と上顎洞底の関係，歯の根尖部と上顎洞底の関係，抜歯窩と上顎洞底の交通など歯と歯周組織と上顎洞の関係を診断する。

一方で歯と上顎洞の関係のみではなく，歯と鼻・副鼻腔全体との関連性，例えば鼻中隔弯曲など上顎洞を含めた副鼻腔炎の治癒遷延化因子の診断も大切である。「歯性上顎洞炎」ではなく「歯性副鼻腔炎」としての画像診断を行うことが大切である。

(1) エックス線単純撮影（口内法（図5-6），咬合法（図5-7））

歯科用エックス線写真はフィルムの粒子が細かく，歯および歯周組織を詳細に観察できる。しかし大臼歯などの多根歯では画像が重なり歯根の状態が診断しにくい。歯根と上顎洞との関係も診断しにくい（図5-6）。

口内法では2等分面法（歯軸とフィルム面との角の1/2の面に直角で，根尖を通る方向からエックス線の主線を送る）で通常は撮影されるため，上顎洞の中に歯根が重なって撮影されることが多い（図5-6）ので注意が必要である。

歯とその周囲組織がエックス線単純撮影上どのような画像を呈するかは，歯性上顎洞炎の診断の基本的知識として重要である。歯と歯周組織の組織解剖と対比して理解するとよい（第2章 歯性上顎洞炎の臨床組織解剖）。

読影に際しては，歯根の変化（吸収，肥大），根管の状態（拡大，充填材の有無，充填材の過不足），歯根膜腔の変化（拡大，断裂），歯槽硬線の健否，根尖部付近の歯槽骨の状態（根尖病巣の有

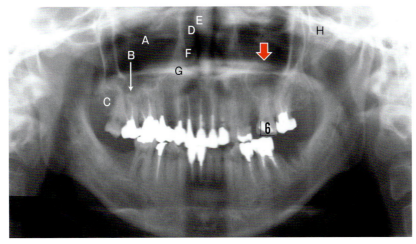

図5-8 パノラマエックス線撮影
A：上顎洞，B：上顎洞底，C：上顎結節，D：鼻腔，E：鼻中隔，F：下鼻甲介，G：硬口蓋，H：頬骨
左第1大臼歯の歯根に歯根嚢胞（赤矢印）を認める。

無），辺縁部の歯槽骨の状態などを観察する。

慢性期の根尖病巣は，エックス線上根尖部に類円形のエックス線透過像として認められる（図5-7）が，急性の根尖性歯周炎は，エックス線上所見が認められない場合が多いことに注意が必要である。エックス線上で骨の消失が確認できるのは骨の骨塩量がある程度以上消失した場合である。急性の根尖性歯周炎は，臨床症状，歯の治療歴などによる診断が必要である。

辺縁性歯周炎では歯槽頂縁の歯槽硬線の菲薄化および消失，歯根膜腔の拡大が認められる。

歯根嚢胞は嚢胞の中に齲歯の根尖が突出し，根尖の吸収が認められる。含歯性（濾胞性歯）嚢胞は嚢胞の中に未萌出の歯の歯冠が含まれる。嚢胞が大きくなると上顎洞との間に骨壁が消失する。

(2) パノラマエックス線撮影

歯性上顎洞炎の診断に際してパノラマエックス線撮影の有用性を記述している論文を認めるが，診断的価値は必ずしも高くはない。

パノラマエックス線撮影は，細かい部分を描出する鮮鋭度は低くぼけた像であり，拡大された像であり，解剖学的構造や人工的なものが重なって写っており（障害陰影，アーチファクト），歯性上顎洞炎の診断に必ずしも万能ではない。全顎の歯の状態，上顎洞の含気の状態，上顎洞陰影の有無などおおまかな所見が得られる（図5-8）。

(3) エックス線断層撮影

エックス線断層撮影，特に矢状断断層撮影は歯根部と上顎骨，上顎洞底の病変が明瞭に診断できるだけではなく，原因歯の根管，あるいは根管処置の状態，根尖性歯周炎，歯槽骨炎などの根尖病巣，辺縁性歯周炎が診断でき，歯性上顎洞炎の診断に有用である（図5-9）（佐藤公則，1998）[2]。し

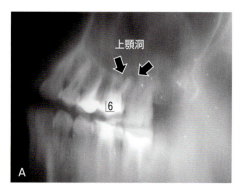 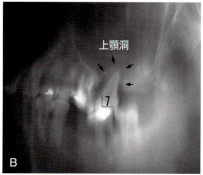

図5-9　エックス線断層撮影（矢状断）

A：根尖歯周組織の病変
　　左上顎第1大臼歯に根尖性歯周炎（根尖病巣）（矢印）を認め，歯性上顎洞炎を認める。
B：辺縁歯周組織の病変
　　左上顎第2大臼歯に辺縁性歯周炎（矢印）を認め，歯性上顎洞炎を認める。

かし近年，エックス線断層撮影装置はCT撮影装置に取って代わられている。

(4) CT撮影，コーンビーム（Conebeam）CT撮影

　近年，歯性上顎洞炎の画像診断法としてエックス線CT撮影が用いられている。最近ではエックス線管を螺旋状に高速で回転させるヘリカルスキャン法，検出器の数を多列にしたマルチスライス方式のCT撮影装置が出現し，空間分解能が向上し，撮影時間が短くなってきている。しかし従来のエックス線CT撮影法では体軸方向の解像度，空間分解能が低いことなどから，歯と歯周組織の診断においては必ずしも有用ではなかった。またメタルアーチファクトのため歯冠修復歯などと歯周組織の読影が難しかった。近年，従来のCTとは撮影方式が異なる顎顔面用のコーンビームCT（conebeam CT）装置が市販され，歯性上顎洞炎の病態と診断がより正確に行えるようになった（佐藤公則，2007）[3]。

1) コーンビーム（Conebeam）CTとヘリカル（Helical）CTの比較（図5-10）

A．撮影方式

　ヘリカルCTではエックス線を扇状（ファン状，fanbeam）に照射して回転撮影を行い，1次元データを得て，エックス線管と検出器が1回転することで2次元画像を撮影する。1次元の検出器のため，2次元CT画像を積み重ねた擬似的な3次元画像を再構成している。スライス厚（体軸方向のボクセルの大きさ）はスライスピッチに影響される。スライス面の画素サイズとスライス厚が異なるため，立体的な画素である1ボクセル（voxel）は等方ではなく（anisotropic voxel），直方体になる（図5-11）。この結果パーシャルボリューム効果（吸収値がスライス幅の組織の重なる割合に応じた値になること。スライス幅が厚いほど，パーシャルボリューム効果が大きくなる）により3次元構造の再現性やCT値に影響が及ぶ。

2) 佐藤公則：上顎洞性歯性病変の臨床病理組織学的研究．日耳鼻 101：272-278, 1998.
3) 佐藤公則：Conebeam CTによる歯性上顎洞炎の診断．耳展 50：214-221, 2007.

	コーンビーム（Conebeam）CT	ヘリカル（Helical）CT
撮影方法	エックス線を円錐状（conebeam）に照射 2次元検出器のため，1回転で真の3次元画像を再構成	エックス線を扇状（fanbeam）に照射 1次元検出器のため，2次元CT画像を積み重ね，擬似的に3次元画像を再構成
	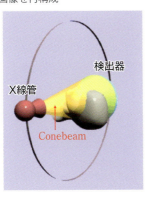	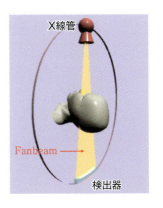
ボクセル	等方性 isotropic voxel	等方性ではない anisotropic voxel Z軸はスライスピッチに影響される
	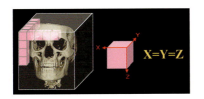	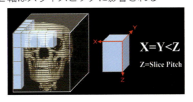
解像度	空間分解能が高い （硬組織診断に適する）	コントラスト分解能が高い （軟組織診断に適する）
スライス厚	0.1mm〜	0.5mm〜（通常は1.0mm〜）
メタルアーチファクト	少ない	多い
放射線被曝線量	少ない	比較的多い
操作性	煩雑でない	やや煩雑
スペース	小さい	大きい
経済性	低いランニングコスト	高いランニングコスト

図5-10　コーンビーム（Conebeam）CTとヘリカル（Helical）CTの比較

　コーンビームCTではエックス線を円錐状（コーン状，conebeam）に照射して回転撮影を行い，2次元データを得て，エックス線管と検出器が1回転することで3次元画像を撮影する。2次元平面状の検出器に円錐状の立体的なエックス線を照射することで，1回転で撮影範囲のボリュームデータを全て得ることができる。通常のエックス線CT装置に不可欠である体軸方向への連続撮影が不要となるため，3次元画像再構成に必要なエックス線投影像を短時間に取得できる。すなわち真の3次元画像を得ることができ，再構成できる。立体的な画素である1ボクセルは等方

ボクセルサイズ（Voxel size）（画像最小構成単位）

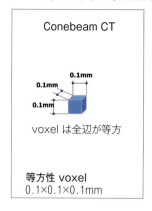
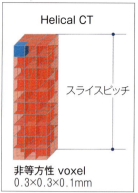

図5-11　コーンビーム（Conebeam）CTとヘリカル（Helical）CTのボクセルサイズ

（isotropic voxel）で立方体であるため等方性データ（isotropic data）が得られる（図5-11）．X，Y，Z軸の各方向に均一の解像度を得ることができる．この結果どのような方向からでも均一な空間分解能，コントラスト分解能での解析が可能になりMPR（multiplanar reconstruction）表示，3次元表示に効果を発揮する．

　B．体位

　ヘリカルCTでは仰臥位，コーンビームCTでは坐位（図5-12）により検査が行われる．コーンビームCTはオープンガントリー型で患者の圧迫感がない．

　C．解像度，スライス厚

　前述した撮影方式のためヘリカルCTに比べてコーンビームCTでは，再構成された3次元画像データは体軸画像も横断画像と同等の高い空間分解能であり，等方的な空間分解能を持った高精度の3次元CT画像データである．スライス厚もコーンビームCTでは最低0.1mmで撮影でき，ヘリカルCTに比較してより精密に撮影が可能である．

　D．メタルアーチファクト（metal artifact）

　ヘリカルCTで撮影されたCT像では，メタルアーチファクトのため冠装着により歯冠修復された歯，インプラントなどと歯周組織の読影が不可能になる（図5-13）．コーンビームCTではメタルアーチファクトは極端に少なく，冠装着により歯冠修復された歯，インプラントなどと歯周組織の読影も可能である．最近の歯性上顎洞炎の病態で特徴的なことは，未処置の齲歯が原因歯になることはまれになり，歯科処置後の歯が原因歯になる場合が多いことである．この点からもコーンビームCTは冠装着による歯冠修復歯など歯科処置後の歯と歯周組織の診断にも有用である．

　E．放射線被曝線量

　ヘリカルCTではエックス線管を螺旋状に高速回転させ連続撮影するため放射線被曝線量が多くなる．CTの放射線被曝線量は頭部で約1.5mSv，胸部で約7mSv，腹部で約11mSvである．年

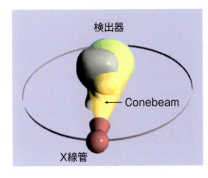
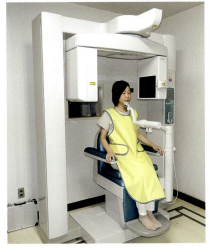

図5-12 コーンビーム（Conebeam）CT（3D Accuitomo，モリタ製作所）
（佐藤クリニック，エックス線検査室）

間の自然放射線被曝線量が2.4 mSv，医療従事者の最大許容放射線被曝線量が1年で50 mSvであることを考えると決して少ない量とはいえない。コーンビームCTでは，1回転で撮影範囲のボリュームデータを全て得ることができるため放射線被曝線量が少なくてすむ利点がある。コーンビームCTの放射線被曝線量は0.1～0.5 mSvであり，通常のCTに比較して放射線被曝線量が少ない。

F．経済性，操作性，スペース

ヘリカルCTに比べてコーンビームCTはランニングコストが低い。操作は煩雑でなくパノラマエックス線撮影と同じ程度である。放射線科医師，放射線技師などのエックス線撮影の専門家でなくても，多忙な外来の途中でも容易に操作できる。さらに撮影終了から画像処理終了までの時間は約2分（3D Accuitomo，モリタ製作所）であり，この画像データを用いた3次元再構成も放射線科医師，放射線技師に依頼しなくても容易に行える。診断に用いたい2次元，3次元再構成画像が瞬時に得られる。著者が現在使用しているCB Throne（3D Accuitomo，モリタ製作所）（図5-12）の設置スペースは1.8 m×1.8 mであり，診療所でも設置が可能である。

2）コーンビーム（Conebeam）CTによる歯性上顎洞炎（歯性副鼻腔炎）の診断

A．MPR（Multiplanar reconstruction）画像による診断

軸位面（transaxial），冠状面（coronal），矢状面（sagittal）ともに512枚の3次元CT画像データが1回の撮影で得られる。この画像データを3次元再構成により補正処理なしで得られる任意の断面の再構成画像（図5-14～図5-17）がMPR画像である。点状あるいは線状のガイドを動かすことにより，対象領域を自由に割断した画像が表示できる。歯のエナメル質，象牙質，歯髄腔，歯根膜腔，歯槽骨，上顎骨，上顎洞が明瞭に描出される。3根歯であっても近心頬側根，遠心頬側根，口蓋根各根の根管あるいは根管充填の状態，根尖性歯周炎，歯槽骨炎などの根尖病巣の状態，

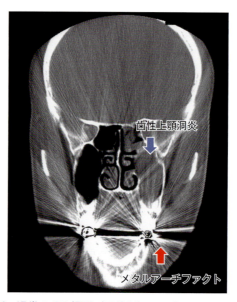

図5-13 通常のCT撮影(冠状断)のメタルアーチファクト

メタルアーチファクト(赤矢印)のため歯冠修復された歯と歯周組織の読影が不可能になる。

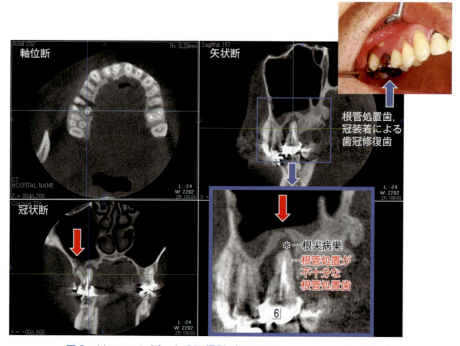

図5-14 コーンビームCT撮影(Multiplanar reconstruction)

冠装着により歯冠修復された歯でもメタルアーチファクトは少なく,歯と歯周組織の読影が可能である。右上顎第1大臼歯は根管処置が不十分な根管処置歯であり根尖病巣をきたしている。右上顎洞底に歯性上顎洞炎(赤矢印)を認める。

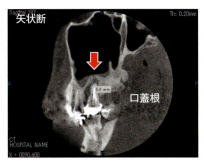
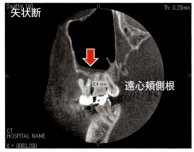
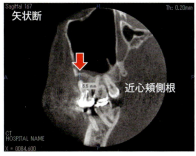
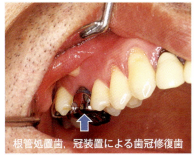

図5-15　コーンビームCT撮影（Multiplanar reconstruction）

各根と上顎洞の距離が正確に測定できる。

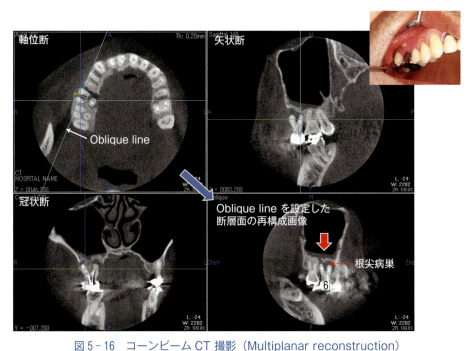

図5-16　コーンビームCT撮影（Multiplanar reconstruction）

oblique lineを設定すると任意の平面あるいは曲面の断層面の再構成画像が得られる。

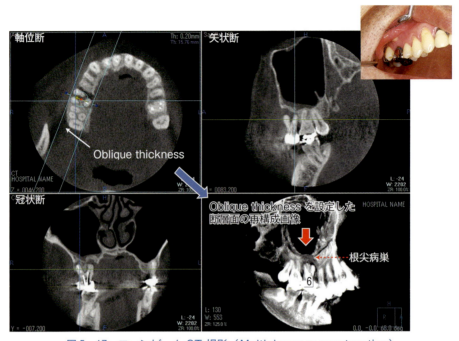

図 5-17　コーンビーム CT 撮影（Multiplanar reconstruction）
oblique thickness を設定すると厚さをもった任意の断層面の再構成画像が得られる。

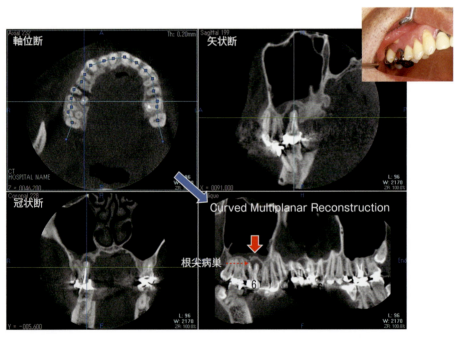

図 5-18　コーンビーム CT 撮影（Curved multiplanar reconstruction）
蛇行させた任意の断面の3次元再構成画像が得られる。従来のパノラマエックス線撮影像に近い，しかしはるかに精細な画像として再構成が可能である。

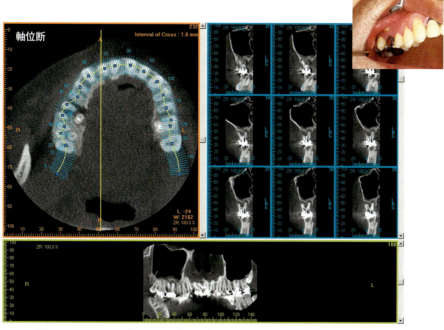

図5-19 コーンビームCT撮影(Curved multiplanar reconstruction)
蛇行させた任意の断面に直交する断層画像も,体軸方向の補間処理なしに自動再構成される。

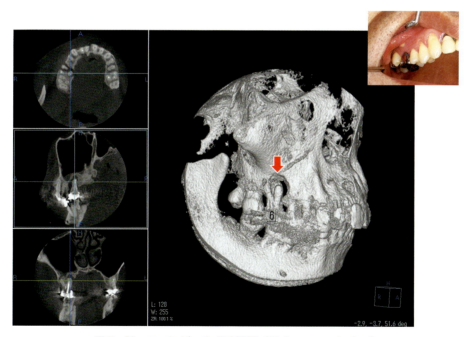

図5-20 コーンビームCT撮影(Volume rendering)
上顎骨の3次元再構成画像が瞬時に得られる。右上顎第1大臼歯に根尖病巣(赤矢印)を認める。

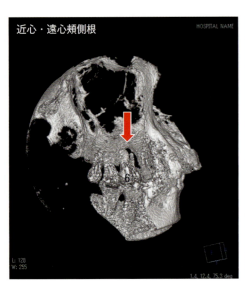
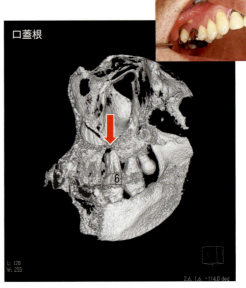

図5-21　コーンビームCT撮影（Volume renderingの割断）
3次元再構成画像の任意の断面を描出することも容易であり，対象領域を自由に割断した画像が表示できる。

辺縁性歯周炎，各根と上顎洞底との関係が正確に診断できる（図5-14～図5-17）。歯槽骨の骨梁1本1本が明瞭に描出され，上顎骨の炎症の状態も観察できる。また各根と上顎洞底との距離も正確に測定できる。メタルアーチファクトは極端に少なく，冠装着により歯冠修復された歯と歯周組織の読影に支障はない。

oblique lineを設定すると任意の平面あるいは曲面の断層面の再構成画像（図5-16）が得られ，oblique thicknessを設定すると厚さをもった任意の断層面の再構成画像（図5-17）が得られ，oblique volumeを設定すると厚さをもった任意の断層面の3次元再構成画像が得られる。

B．CPR（Curved multiplanar reconstruction）画像による診断

蛇行させた任意の断面の3次元再構成画像がcurved MPR（CPR）画像である。CPRはMPRの一種である。

例えば，軸位断面画像の歯列弓に設定された（歯列に沿った）任意曲線（断面）の再構成展開画像は従来のパノラマエックス線撮影像に近い，しかしはるかに精細な画像として再構成が可能である（図5-18）。さらにこの任意断面に直交する断層画像も，体軸方向の補間処理なしに自動再構成される（図5-19）。歯のエナメル質，象牙質，歯髄腔，歯根膜腔，歯槽骨，上顎骨，上顎洞が明瞭に描出される。3根歯であっても近心頬側根，遠心頬側根，口蓋根各根の根管あるいは根管充填の状態，根尖性歯周炎，歯槽骨炎などの根尖病巣の状態，辺縁性歯周炎，各根と上顎洞底との関係が正確に診断できる。

C．Volume rendering画像による診断

volume renderingは3次元再構成法の一種である。ボタンクリックで瞬時に上顎骨の3次元再

構成画像が得られる（図5-20）．さらにこの3次元再構成画像の任意の断面を描出することも容易であり，対象領域を自由に割断した画像が表示できる（図5-21）．3根歯であっても近心頬側根，遠心頬側根，口蓋根の各根と歯槽骨の骨吸収，根尖病巣の状態，各根と上顎洞底との関係が正確に診断できる．

　3）歯性上顎洞炎（歯性副鼻腔炎）の診断におけるコーンビームCTの有用性
　歯性上顎洞炎の正確な病態の把握と診断に，コーンビームCTは不可欠である．逆にコーンビームCTがなければ，歯性上顎洞炎の正確な病態の把握と診断ができないと著者は考えている．
　等方性（isotropic）Voxelによる高い空間分解能とそのボリュームデータを用いたmultiplanar reconstructionなどの2次元画像，volume renderingなどの3次元画像により，歯性上顎洞炎（歯性副鼻腔炎）の診断において，以下のような有用性がある．
　1．原因歯，歯周組織と上顎洞の関係が詳細に観察・計測でき，歯性上顎洞炎の正確な病態の把握が可能である．
　2．歯根部と上顎骨，上顎洞の病変が明瞭に診断できるだけではなく，原因歯の根管，歯髄腔，歯根膜腔，あるいは根管処置の状態，歯根と上顎洞底との距離も各歯根ごとに精密に診断できる．
　3．各歯根の根尖性歯周炎，歯根肉芽腫などの根尖病巣，辺縁性歯周炎が診断できる．
　4．メタルアーチファクトが少なく，冠装着により歯冠修復された歯科処置後の歯と歯周組織の診断にも有用であり，歯科処置後の歯が原因歯である歯性上顎洞炎の診断にも有用である．
　5．他の副鼻腔（篩骨洞，蝶形骨洞，前頭洞）の形態と炎症の程度，上顎囊胞の部位，鼻中隔弯曲などの鼻腔の形態，中鼻道自然口ルート（Ostiomeatal complex）の状態の診断にも有用である．
　6．内視鏡下鼻・副鼻腔手術に際しては，鼻・副鼻腔の三次元的解剖の情報を得ることができる．
　7．コーンビームCTの操作は煩雑ではなく，外来診察中でも容易に短時間で撮影できる．
　8．診断に用いたい二次元，三次元再構成画像が瞬時に得られ，視覚に訴える画像は患者に対するインフォームド・コンセントにも有用である．

6 歯性上顎洞炎（歯性副鼻腔炎）の治療

　歯性上顎洞炎の治療の基本は，歯性感染症としての上顎洞炎（副鼻腔炎）と原因歯の治療である。歯の病変が原因で上顎洞（副鼻腔）に炎症をきたす歯性上顎洞炎であるが，その治療においても歯と上顎洞のみに目を向けるのではなく歯と副鼻腔全体の関連性，すなわち「歯性上顎洞炎」ではなく「歯性副鼻腔炎」の病態としてとらえる必要がある。歯性副鼻腔炎の治癒を遷延化させる因子（第4章　歯性上顎洞炎の病態）も関与している。歯性上顎洞炎（歯性副鼻腔炎）の治療，特に保存的治療に抵抗する歯性上顎洞炎の治療を行う際には，その病態を正確に把握し，歯の炎症性病変，歯性感染症，歯性上顎洞炎（歯性副鼻腔炎）そして炎症治癒の遷延化因子の間の炎症の連鎖（図6-1），そして閉鎖副鼻腔（上顎洞）での炎症の悪循環（図6-2）を断ち切ることが大切である。

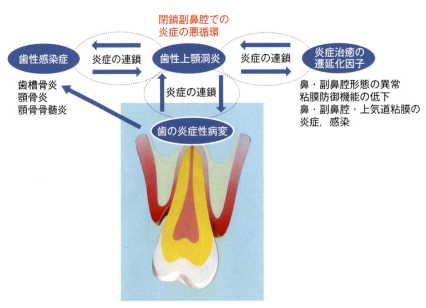

図6-1　歯性上顎洞炎の炎症の連鎖

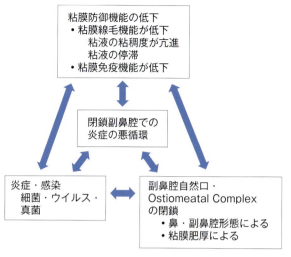

図6-2 閉鎖副鼻腔での炎症の悪循環

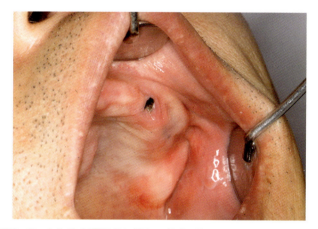

図6-3 左歯性上顎洞炎に対して抜歯が繰り返された患者の上顎

6.1 原因歯の治療

　以前より「齲歯に伴う片側性の上顎洞炎を認めたら，歯性上顎洞炎を疑え」といわれてきた。齲歯が原因の歯性上顎洞炎では齲歯が適切に治療されれば，高度の歯性上顎洞炎が治癒しえるし，齲歯に対して十分な処置ができなければ上顎洞粘膜が高度病変に変わるといわれ，齲歯の治療が大切であるといわれてきた。しかし歯性上顎洞炎の病態は近年変わっている。

　左歯性上顎洞炎で来院した患者の上顎を呈示する（図6-3）。前歯科医で歯性上顎洞炎の原因歯に対して抜歯が繰り返されたが歯性上顎洞炎は改善せず，最終的には当院で内視鏡下副鼻腔手術を行い歯性上顎洞炎が完治した症例である。一般に歯性上顎洞炎の原因歯は抜歯が必要であるといわれているが，抜歯を行っても歯性上顎洞炎は保存的治療で治癒しない場合もある。特に閉鎖副鼻腔

での炎症の悪循環（図6-2）が形成されていると，保存的治療では難治である．患者は上顎の歯を全て失いQOL（生活の質）が低下した上に，副鼻腔手術を受けなければならないことになってしまう．

　歯性上顎洞炎の原因歯の治療は原因歯の病態に応じて行う必要がある．また原因歯の保存が可能であれば，可能な限り原因歯を保存すべきである．

(1) 抜　　歯

　第4章（歯性上顎洞炎の病態）で述べたように歯性上顎洞炎の主な原因は根尖病巣である．しかも最近は不十分な根管処置を伴った歯科治療（歯内療法）後の歯が原因歯になることが多いのが特徴である．原因歯の治療を優先させ歯内療法を続けても根尖病巣を改善させることは容易ではなく，根尖病巣を根治させるためには最終的に抜歯が必要になる．しかし抜歯を行っても，歯性上顎洞炎は治癒しない可能性もある．

　一般に歯性上顎洞炎の原因歯は抜歯が必要であるといわれているが，本当にすべての原因歯に対して抜歯が必要なのであろうか．またどのような時に保存可能であるか見解は一致していない（第6章「memo 12　歯性上顎洞炎の原因歯は抜歯するのか？」）．

---

memo 1　抜歯と伝達麻酔

　抜歯を行う際に局所浸潤麻酔による局所麻酔を行うが，歯周ポケットには注射針を刺入しないように気をつけるべきである．口腔内細菌を深部に送り込み化膿性炎症を引き起こす原因になる．著者は伝達麻酔（上顎に対しては眼窩下神経，上顎神経，大口蓋神経，鼻口蓋神経ブロック，下顎に対しては下歯槽神経，オトガイ神経ブロック）を主に行っている（第2章「memo 9　上顎歯の神経と伝達麻酔」）．

---

memo 2　医師と抜歯

　歯性上顎洞炎の治療の際，耳鼻咽喉科・頭頸部外科医である著者は，自分で抜歯を行っている．抜歯における挺子（エレベーター），抜歯鉗子などの基本的な使い方は医師も習得しておくべきである．

　歯科では原因歯の抜歯は，歯性上顎洞炎の原因の除去以外に排膿路（ドレナージ）の確保という目的としても行われている[1]．排膿をはかるために抜歯を行い，病巣を除去して口腔内へドレナージを行い，洗浄針を用いて抜歯窩から上顎洞内の洗浄を繰り返す処置であり，抜歯窩と上顎洞との穿孔が小さく排膿が困難な場合は抜歯窩から上顎洞底部の骨を除去して排膿させ，洗浄以外の時には保護床を装着させている．耳鼻咽喉科・頭頸部外科医である著者は，上顎洞に対するこの処置を疑問に思っている．その理由は，

　a）歯性上顎洞炎は副鼻腔疾患であり，歯性副鼻腔炎として疾患の病態を考え治療を行うべきで

---

1) 日本口腔外科学会：上顎洞関連手術．口腔外科専門医マニュアル．p124-133，医歯薬出版，東京，2011.

あること。
b) 上顎洞（副鼻腔）の換気（ventilation）と排泄（drainage）は口腔内へ行うべきではなく，副鼻腔の換気と排泄は鼻腔内へ行うことが自然であること。
c) この方法を用いなくても経鼻的に上顎洞自然口の開大，上顎洞の穿針洗浄を行うことで排膿が可能であること。
d) 抜歯を行って抜歯窩から上顎洞底部の骨を除去しても，必ずしも抜歯窩から上顎洞を十分に洗浄できない場合があること。
e) 洗浄以外の時にたとえ保護床を装着していても，上顎洞に交通した抜歯窩（口腔上顎洞穿孔部）は常に上顎洞の感染経路になること。
f) 抜歯窩（口腔上顎洞穿孔部）は自然閉鎖するため，上顎洞洗浄を十分行えないこと。
　逆に上顎洞洗浄を十分行うために自然閉鎖を妨げると，口腔上顎洞瘻を形成してしまい（図4-33），2次的に閉鎖手術が必要になること。
g) 原因歯が抜歯の適応でない場合は，この方法は用いることができないこと。逆にこの方法を用いるためには抜歯を行わなければならないこと。

などが挙げられる。

　前述したように歯と上顎洞のみに目を向けた局所治療を行うのではなく，歯と副鼻腔全体の関連性，すなわち「歯性上顎洞炎」ではなく「歯性副鼻腔炎」の病態として疾患を考え，治療を行うことが大切である。歯性上顎洞炎の原因の除去と排膿路の確保を目的として抜歯が行われたが，上顎洞炎（副鼻腔炎）が治癒せず来院する患者（図4-33）は稀ではない。

　抜歯を行った際に口腔と上顎洞の間に穿孔をきたし排膿してしまった場合でも，同部は一次的に閉鎖し，感染経路を遮断し，鼻内から上顎洞自然口の開大あるいは上顎洞洗浄などの処置を行うべきである。

(2) 歯内療法（endodontics）

　歯内療法は歯髄腔内と根尖周囲組織の治療である。歯内療法の目的は根管内の炎症性物質が歯根尖周囲へ漏出することをなくし，根尖周囲組織の炎症を治癒させることにある。根管内の洗浄と清掃，消毒を繰り返し行い，根管内の汚染物質を除去した後，生体親和性の防腐的材料で根尖孔まで根管を緊密に充填（根管充填）する治療である。

　最近の歯性上顎洞炎の原因歯は，不十分な根管処置が行われた歯内療法後の歯が多く，未処置の齲歯が原因である例はまれになった（第4章4.3(2)　歯内療法（根管処置）後の根尖病巣による歯性上顎洞炎）。それでは根管処置歯が適切に再度治療されれば，歯性上顎洞炎が治癒し，根管処置歯に対して十分な処置が再度できなければ上顎洞粘膜が重度病変に変わるのであろうか。実際の臨床では既存の根管処置歯に対して根管拡大などの歯内療法を行うことは困難なことが多く，根管処置歯の根尖病巣を治癒させることは容易ではない。しかし実際の臨床では，根管処置が既に行われている歯性上顎洞炎の原因歯に対して歯科で歯内療法が繰り返し行われていることもある。

> **memo 3　歯内療法**
> 歯内療法では直視できない状況で器具の操作を行う場合がほとんどであり，歯髄腔の形態，歯髄腔の異常（図2-9）によっては，完璧な歯内療法を行うことは難しいといわれている。

> **memo 4　根管処置**
> 根管処置は大きく分けて(1)根管の拡大および清掃，(2)根管および根尖組織の消毒と治療，(3)根管充填（根管の緊密な封鎖）の3段階がある。

> **memo 5　歯性上顎洞炎の急性増悪と歯科治療**
> 歯性上顎洞炎が急性増悪している時期に，抜歯，根管処置などの歯科的治療を行ってはならない。歯科的治療によってさらに歯性上顎洞炎が急性増悪し，顔面蜂窩織炎，顔面膿瘍などの重篤な病態を引き起こす。歯性上顎洞炎が急性増悪している時期には抗菌薬を用いた消炎療法を十分に行い，ある程度炎症が治ってから抜歯その他の歯科的処置を行うべきである。

(3) 根尖切除術（apicoectomy）（図6-12）

　実際の臨床では既存の根管処置歯に対して根管拡大などの歯内療法を行うことは困難なことが多く，根管処置歯の根尖病巣を治癒させることは容易ではない。一方，根管処置歯の根尖病巣を除去する方法としては根尖切除術がある。しかしこの方法は切歯，犬歯や小臼歯の単根歯には適応があるが，大臼歯などの多根歯は一般的に適応にならない。

　根尖切除術は歯内療法で充填することができない歯根尖部の死腔を外科的に切除する方法である。根尖切除術は根尖を含めて病変部を除去する治療法であり，歯根に対する処置と根尖病巣に対する処置からなる。

　a）歯根に対する処置

　起炎物質を有し根尖病巣の原因になっている死腔を除去する。根管充填が比較的根尖近くまで行われており，死腔が根尖部に限局しているものが根尖切除術の適応である。根管充填が行えないものは，根尖部から根管充填を行う逆根管充填（retrograde filling of root canal）を行う（図6-12）。

　b）根尖病巣に対する処置

　歯根尖部の病巣（歯根肉芽腫，歯根囊胞など）を搔爬，除去する（図6-12）。

> **memo 6　歯病変の診断・処置・手術と手術用顕微鏡**
> 耳鼻咽喉科・頭頸部外科医は手術用顕微鏡の操作に慣れている。歯の観察（歯が破折していないかなど），歯の処置・手術を行う際（抜歯時に歯根が残っていないかなど，歯根囊胞を剝離摘出する時など）に状況に応じて処置用あるいは手術用顕微鏡を使うと精細な歯病変の診断，歯の処置・手術が行える。

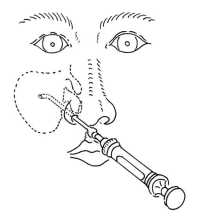

図 6-4　上顎洞穿針洗浄

6.2 歯性上顎洞炎（歯性副鼻腔炎）の治療

(1) 保存的治療

1) 抗菌薬による消炎療法

急性炎症の症状が強い時は抗菌薬による消炎療法をまず行う。急性炎症が強い時に抜歯，根管処置などの歯科治療を行ってはならない（第6章「memo 5　歯性上顎洞炎の急性増悪と歯科治療」）。炎症が急性増悪するからである。

歯性上顎洞炎は歯性感染症でもある。歯性感染症は根尖性や辺縁性歯周炎などの歯の疾患が原因で引き起こされる感染症で，歯の疾患による歯槽骨，顎骨，周囲軟部組織への続発炎症であり，ときに顔面蜂窩織炎，顔面膿瘍などの重症感染症に発展することがある。歯性上顎洞炎をきたした上顎洞の貯留液からの検出菌・起炎菌は *Staphylococcus aureus*，*α-Streptococcus* などであり，通常の急性・慢性副鼻腔炎からの検出菌とほぼ同じ菌種であり，歯性上顎洞炎に特異な細菌の関与は少ない（毛利　学ら，1982）[2]。歯性感染症と上顎洞炎に対する抗菌薬の投与を行う。

抗菌薬使用のガイドライン（日本感染症学会，日本化学療法学会，2010）[3][4] では，根尖性や辺縁性歯周炎などの歯周組織炎と顎骨炎に対する第1選択薬はペニシリン系薬，セフェム系薬であり，第2選択薬はペネム系薬，ケトライド系薬，第3選択薬はニューキノロン系薬としている。また急性上顎洞炎（副鼻腔炎）には $β$-ラクタマーゼ阻害薬配合ペニシリン系薬あるいは第3世代セフェム系薬が第1選択薬としている。経口または病状によっては注射用抗菌薬を使用する。慢性上顎洞炎（副鼻腔炎）に対しては，14員環マクロライド系抗菌薬の少量長期投与を行う（日本鼻科学会，2007）[5]。

---

2) 毛利　学，他：歯性上顎洞炎の細菌．耳鼻臨床 75（増2）：536-542，1982．
3) 日本感染症学会，日本化学療法学会：歯科・口腔外科感染症．抗菌薬使用のガイドライン．p213-216，協和企画，東京，2010．
4) 日本感染症学会，日本化学療法学会：耳咽喉科感染症．抗菌薬使用のガイドライン．p204-207，協和企画，東京，2010．
5) 日本鼻科学会：マクロライド療法．副鼻腔炎診療の手引き．p49-51，金原出版，東京，2007．

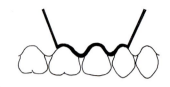
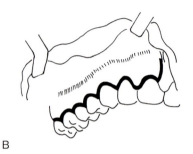
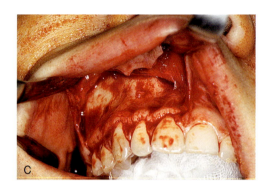
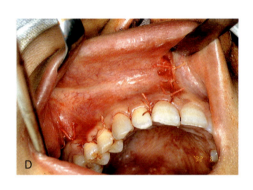
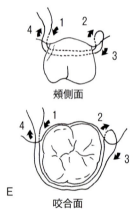

図6-5 歯・上顎骨・上顎洞手術に対する歯頸部粘膜切開法

A：trapezoidal incision（Wassmund 法）
B：上顎手術時の歯頸部粘膜切開法
　　歯肉粘膜切開線は上唇小帯と歯肉を縦に切開し，歯頸部に沿って後方にいたるL字型の切開線である。
C：上顎骨骨膜下に歯肉粘膜骨膜弁を剝離・挙上し，上顎を明視下におく。
D：上顎の手術後，歯肉粘膜骨膜弁をもとに戻す。歯肉の縫合は，歯間乳頭部を縫合する単純懸垂縫合を行う。
E：単純懸垂縫合

---

memo 7　マクロライド療法（日本鼻科学会，2007）[5]

　慢性副鼻腔炎に対する14員環マクロライド（エリスロマイシン，ロキシスロマイシン，クラリスロマイシン）の少量長期投与療法（マクロライド療法）は，わが国で開発された療法である。慢性副鼻腔炎に対するマクロライド療法のすぐれた臨床効果が多くの研究により確認されている。投与量は原則として常用量の半量で，投与期間は3か月を目安にする。詳細は日本鼻科学会編の副鼻腔炎診療の手引き[5]を参照されたい。
　著者は慢性歯性上顎洞炎の保存的治療，内視鏡下副鼻腔手術の術後療法としてマクロライド療法を用いている。

2）鼻処置[6]

鼻腔粘膜に局所麻酔薬（塩酸リドカイン）と血管収縮薬（アドレナリン）を噴霧した後，吸引管を用いて鼻腔内にある粘膿性鼻汁を吸引除去し，鼻腔粘膜の腫脹を軽減する処置である。

3）上顎洞自然口の開大処置[6]

中鼻道を中心に局所麻酔薬と血管収縮薬を用い，副鼻腔自然口周辺粘膜の炎症性腫脹を軽減する処置である。中鼻道とその周囲にある粘液の吸引が容易になり，上顎洞の換気と排泄を促す。中鼻道への薬液（1,000～5,000倍ボスミン）を浸した綿棒の挿入，スプレーによる薬液の噴霧，鼻汁の吸引除去などの鼻処置を行い，上顎洞自然口周囲の粘膜を収縮させ，上顎洞自然口を開大させる。鼻処置，上顎洞自然口の開大処置によりネブライザー療法で薬液が上顎洞内へ到達することが促進される。

4）上顎洞穿針洗浄（図6-4）[6]

上顎洞を鼻内より穿針し上顎洞内に貯留した膿や分泌物を排出し，生理食塩水による洗浄と抗菌薬の注入を行い，粘膜上皮の正常化を促す。下鼻道あるいは中鼻道経由で穿針を行う。

5）ネブライザー療法[6]

抗菌薬や副腎皮質ステロイド薬などの溶液を副鼻腔に到達させる方法であり加圧噴霧式と超音波噴霧式がある。

6）気道アレルギーの治療

鼻アレルギー，気管支喘息，アスピリン喘息などの炎症は，歯性上顎洞炎の治癒遷延化因子である。鼻アレルギー，気管支喘息，アスピリン喘息などの合併例では，それぞれの治療を併せ行う。詳細はアレルギー疾患 診断・治療ガイドライン（2010）[7]を参照されたい。

(2) 歯肉（歯齦）切開による経上顎的手術

保存的治療に抵抗する歯性上顎洞炎は内視鏡下副鼻腔手術の良い適応である。耳鼻咽喉科・頭頸部外科では，従来行われていた歯肉（歯齦）切開による上顎洞（副鼻腔）根本手術は特別な場合を除き行われなくなった。

歯科医療機関では，歯肉（歯齦）切開による上顎洞のみの手術が現在でも行われている。歯性上顎洞炎は上顎洞を中心に炎症を認める症例が多いが，歯と上顎洞のみに目を向けるのではなく歯と副鼻腔全体の関連性，すなわち歯性上顎洞炎ではなく歯性副鼻腔炎の病態としてとらえた手術法が必要である。すなわち副鼻腔の換気（ventilation）と排泄（drainage）の要である ostiomeatal complex（中鼻道自然口ルート）（第4章「memo 12　Ostiomeatal complex, Ostiomeatal unit」）を開

6）日本鼻科学会：処置と局所療法．副鼻腔炎診療の手引き．p55-58，金原出版，東京，2007．
7）日本アレルギー学会：アレルギー疾患 診断・治療ガイドライン．協和企画，東京，2010．

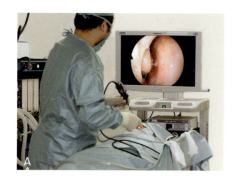
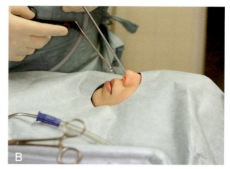
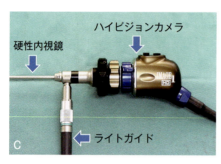
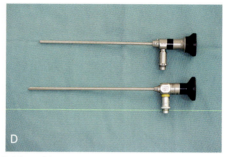

図6-6 歯性上顎洞炎（歯性副鼻腔炎）に対する内視鏡下副鼻腔手術

A, B：局所麻酔下の内視鏡下副鼻腔手術（佐藤クリニック，手術室）
　　　ハイビジョン（High definition：HD）モニターに大きく写し出された鼻・副鼻腔の高精細画像を観察しながら経鼻的に鼻・副鼻腔の手術を行う。
C：内視鏡下副鼻腔手術に用いるハイビジョンカメラ（KARL STORZ 社製）
D：内視鏡下副鼻腔手術に用いる硬性内視鏡
　　（上：4 mm 径 0 度，OLYMPUS 社製，下：4 mm 径 70 度，KARL STORZ 社製）

大して副鼻腔の換気と排泄を改善させる手術法を行わなければならない。また歯性副鼻腔炎の治癒遷延化因子を考慮した手術，例えば鼻中隔矯正術なども必要である。

---

memo 8　歯頸部粘膜切開（図6-5）の有用性

　歯科では歯周外科を行う際の切開法の1つとして歯頸部粘膜切開法が用いられている。歯周外科における切開は健康な骨の上に加えられ，十分な術野が得られ，歯肉粘膜骨膜弁の血行がよく，手術による骨腔（死腔）を完全に被覆できる（図6-12）必要がある。歯周外科を行う際に著者が好んで用いている歯頸部粘膜切開法は，trapezoidal incision（Wassmund 法）（図6-5-A）である。この切開は患歯を中心に隣在歯の歯肉縁に沿って切開し，歯肉縁から歯肉移行部にかけて歯軸に対して縦斜切開を加える方法である。縦斜切開の範囲を広げれば複数歯の手術操作が可能である。本法は粘膜骨膜弁の基底部が広くとれ，血行がよく，広い術野が得られる。

　耳鼻咽喉科・頭頸部外科では，経上顎的手術を行う際に口唇歯肉移行部の歯肉（歯齦）を横に切開する粘膜切開法が一般に用いられている。著者は trapezoidal incision を応用した歯頸部粘膜切開法（浅井良三，1973）[8]（図6-5-B～E）を好んで用いている。歯，上顎骨，上顎洞の手術を行う際に，汎用性の高い切開法

---

8) 浅井良三，他：上顎洞炎根本手術における粘膜切開法―Neumann-Wassmund 切離法の紹介―. 兵庫医科大学誌 2：80-84, 1973.

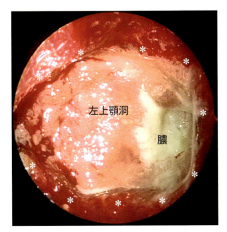

図6-7 内視鏡下副鼻腔手術中に開大した上顎洞の自然口から見た左上顎洞の内視鏡像
(70度斜視硬性鏡像)

赤褐色に肥厚した粘膜と膿性の貯留液を認める。歯性上顎洞炎の典型的な粘膜所見である。＊：開大された上顎洞の自然口

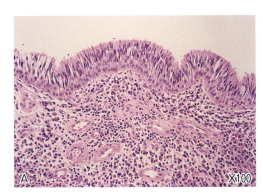
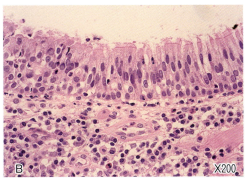

図6-8 歯性上顎洞炎の上顎洞粘膜の組織像（光学顕微鏡像）（Hematoxylin-Eosin 染色）

A, B：肥厚した粘膜固有層に好中球、リンパ球などの炎症細胞の浸潤を認めるが、多列線毛円柱上皮の傷害は少ない。線毛機能の活発な粘膜に戻る可能性が形態学的に推察される。

である。

歯頸部粘膜切開法の利点は、1) 術後に口唇・歯肉のしびれ感などの知覚異常が少ない。2) 口腔前庭部の形態が自然に保たれるため、術後食事中に食物残渣が口腔前庭部に残らない。3) 歯・上顎骨・上顎洞の関係が明瞭に観察でき、歯・上顎骨・上顎洞にまたがる病変（例えば歯根囊胞による歯性上顎洞炎、歯槽骨・上顎骨骨折など）の手術操作がより行いやすい。4) 根尖切除術、抜歯などの歯の処置も同時に行える。5) 大きな口腔上顎洞穿孔・口腔上顎洞瘻を閉鎖できることである。

注意点は歯頸部粘膜を切開する際に歯冠修復歯を損傷しないこと。粘膜骨膜弁の血行の点から歯肉縁切開と縦斜切開が交わる位置は歯間乳頭部を避けること。術後歯肉の退縮により歯頸部が露出することを避けるため、歯肉縁切開と縦斜切開が交わる位置は歯冠中央部を避け、近心あるいは遠心 1/3 の部位にすること。歯肉粘膜骨膜弁の血行を良好に保つために粘膜骨膜弁を損傷しないこと。上顎洞前壁を開窓する際には通常より尾側からの視野になるので、歯の根尖部を損傷しないように気をつけることである。

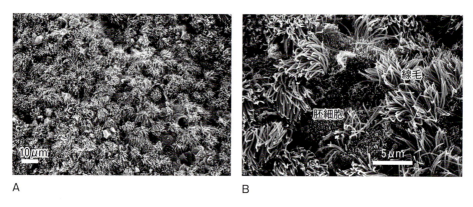

図6-9 歯性上顎洞炎の上顎洞粘膜の組織像（走査型電子顕微鏡像）
A, B：多列線毛円柱上皮の傷害は少ない。線毛機能の活発な粘膜に戻る可能性が形態学的に推察される。

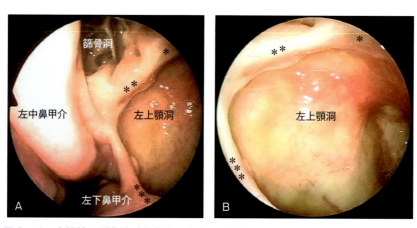

図6-10 内視鏡下副鼻腔手術術後の左鼻・副鼻腔の内視鏡像（図6-7と同一症例）
A：左鼻・副鼻腔直視硬性鏡像（術後2か月）
　手術により開放された左 ostiomeatal complex と左上顎洞
B：左鼻・副鼻腔70度斜視硬性鏡像（術後2か月の上顎洞粘膜）
　歯性上顎洞炎は完治している。
上方の上顎洞上壁（＊）は篩骨眼窩板に，後方の上顎洞後壁（＊＊）は後部篩骨洞に，下方（＊＊＊）は下鼻甲介になだらかに移行し上顎洞は広く開放され，上顎洞の換気と排泄が十分保たれている。歯性上顎洞炎に対して上顎洞の手術のみを行っては良い治療成績は得られない。内視鏡下に ostiomeatal complex を開大し上顎洞の自然口を可及的に開大することが重要である。

(3) 内視鏡下副鼻腔手術（Endoscopic sinus surgery, ESS）（図6-6）

内視鏡下副鼻腔手術は，内視鏡的に鼻・副鼻腔の病変を微細に手術し，副鼻腔の可逆性の粘膜を保存し，上顎洞，篩骨洞，蝶形骨洞，前頭洞の各副鼻腔の換気（ventilation）と排泄（drainage）を確保し，各副鼻腔の病的粘膜を正常化させる手術である。すなわち副鼻腔の形態と機能を温存する手術である。また鼻中隔矯正術，粘膜下下鼻甲介骨切除術なども同時に行える。

著者は1990年代から歯性上顎洞炎（歯性副鼻腔炎）の手術適応例のほぼ全例に，内視鏡下副鼻腔手術を行っている。内視鏡下副鼻腔手術の導入により，低侵襲で手術時間が短く，術後の苦痛が

少ない手術が行えるようになり，短期滞在手術の適応にもなってきた。

　歯性上顎洞炎の多くは上顎洞に炎症を認める症例が多い。しかし，症例によっては篩骨洞などの他の副鼻腔に炎症を伴う症例，鼻茸（鼻ポリープ）を伴う症例，鼻中隔弯曲のような鼻腔形態の異常を伴った症例（図4-43）もある。内視鏡下副鼻腔手術を行う際は，歯と上顎洞のみに目を向けるのではなく歯と副鼻腔全体の関連性，すなわち歯性上顎洞炎ではなく歯性副鼻腔炎の病態としてとらえておく必要がある。歯性副鼻腔炎の治癒遷延化因子を考慮した手術，例えば鼻中隔矯正術などの併用も必要である。

1）歯性上顎洞炎（歯性副鼻腔炎）に対する内視鏡下副鼻腔手術の基本理念

　歯性上顎洞炎（歯性副鼻腔炎）に対する内視鏡下副鼻腔手術の基本理念は，通常の慢性副鼻腔炎に対する手術の基本理念と同じである。すなわち副鼻腔の換気（ventilation）と排泄（drainage）の要である中鼻道自然口ルート（ostiomeatal complex）（第4章「memo 12 Ostiomeatal complex, Ostiomeatal unit」）を開大し，各副鼻腔の自然口を可及的に開大し，各副鼻腔の換気と排泄を改善させ，副鼻腔の病的粘膜を正常化させる手術である。上顎洞炎に対しては上顎洞の換気と排泄の要である中鼻道自然口ルートを開大し，上顎洞の自然口を可及的に開大し，上顎洞の換気と排泄を改善させ，上顎洞の病的粘膜を正常化させる手術である。

　内視鏡下副鼻腔手術では副鼻腔粘膜の可及的な保存（骨面の露出を避ける）が基本であり，このことにより早期の粘膜再生と線毛機能の回復が促進される（日本鼻科学会，2007)[9]。特に歯性上顎洞炎の上顎洞粘膜（図6-7，図6-8，図6-9）は，病理組織学的にも線毛機能の活発な粘膜に戻る可逆性があり，上顎洞の換気と排泄が再獲得されれば線毛機能の活発な粘膜に戻る強い治癒傾向がある（図6-10）。高度の粘膜病変でも肥厚した粘膜上皮と粘膜固有層のみを鉗除あるいは掻爬し，粘骨膜は保存し骨を露出させない。この手術操作にはマイクロデブリッダー，レーザーなどが有用である。

2）歯性上顎洞炎（歯性副鼻腔炎）に対する内視鏡下副鼻腔手術

　内視鏡下副鼻腔手術にはいくつかの術式がある。著者が通常行っている術式を述べる。

　中鼻道自然口ルート（ostiomeatal complex）を開大し，上顎洞（あるいは各副鼻腔）の自然口を可及的に開大する。このためにはまず中鼻道経由で篩骨洞を開放し開放された篩骨洞から上顎洞（あるいは各副鼻腔）の自然口を開放する。ここでは鼻腔側壁整復術（高橋研三，1960)[10]に準じた歯性上顎洞炎（歯性副鼻腔炎）に対する内視鏡下副鼻腔手術の概略を述べる。歯性上顎洞炎に対してはA）→B）→必要に応じてC）を，歯性副鼻腔炎に対しては必要に応じてD)，E）を追加する。

　A）中鼻道自然口ルート（ostiomeatal complex）の開大（鼻内篩骨洞手術）
　　a）前篩骨蜂巣の下部を開放：中鼻道から入り第Ⅲ基板（中鼻甲介基板）までの前篩骨蜂巣の

9）日本鼻科学会：手術療法．副鼻腔炎診療の手引き．p58-60，金原出版，東京，2007．
10）高橋研三：高橋式鼻内整形手術．耳展 32：5-22，1960．

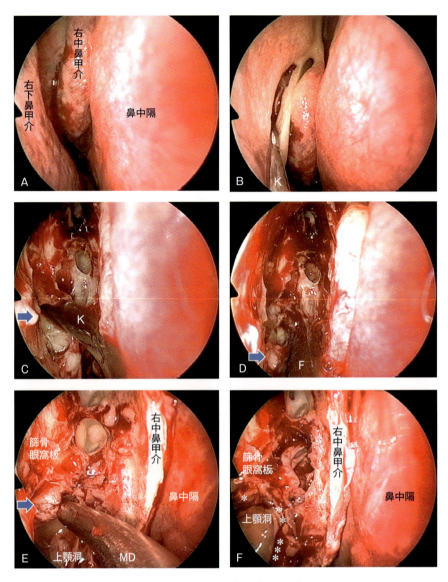

図6-11 右内視鏡下副鼻腔手術

A：右鼻腔直視硬性鏡像：鼻中隔の弯曲があり内視鏡下副鼻腔手術時に鼻中隔矯正術が必要である。
B：鈎状突起の前縁に切開を加える。
　K：粘膜刀
C：右篩骨洞を開放した後，右上顎洞の開放に移る。まず弯曲した膜様部粘膜刀で上顎洞膜様部の前部を穿破し，穿破孔を上下に広げ膜様部を内側へ移動させる（矢印）。
　K：膜様部粘膜刀
D：前方はバックワード型截除鉗子で鼻堤に移行する部位の隔壁を鉗除する（矢印）。
　F：バックワード型截除鉗子
E：開大した上顎洞自然口周囲の肥厚した粘膜上皮と粘膜固有層はマイクロデブリッダーで鉗除し（矢印），粘骨膜は保存する。
　MD：マイクロデブリッダー
F：上顎洞開放後の右鼻副鼻腔直視硬性鏡像
　上方は上顎洞上壁から篩骨眼窩板に移行する部位（＊）をできるだけなだらかになるようにする。後方は上顎洞後壁から篩骨洞に移行する部位（＊＊）をできるだけなだらかになるようにする。下方は下鼻甲介に移行する部位（＊＊＊）をできるだけなだらかになるようにし，上顎洞を広く開放する。この症例では鼻中隔矯正術も併せて行っている。

下部の処置

鉤状突起（第Ⅰ基板に相当）の前縁に切開を加え（図6-11-A, B），截除鉗子を用いて中鼻道の内側下方から篩骨洞に進入する。鉤状突起，篩骨胞と蜂巣を鉗除し第Ⅲ基板（中鼻甲介基板）まで前篩骨蜂巣を開放する。

後篩骨蜂巣が発達しており上顎洞の自然口を広く開放する際に支障がある場合，または後篩骨蜂巣に炎症を認める場合には，引き続き後篩骨蜂巣を開放する。

　　b）後篩骨蜂巣の開放：第Ⅲ基板（中鼻甲介基板）を破って後篩骨蜂巣に入り，蝶形骨洞の境界（後篩骨蜂巣天蓋）までの処置

第Ⅲ基板（中鼻甲介基板）の膝部から下行脚にかけて截除鉗子で穿破し，後篩骨蜂巣を開放する。

　　c）前篩骨蜂巣の上部を開放：再び前に戻って前篩骨蜂巣の上部の処置

後方から前方に向かって眼窩内側板部を清掃する。次いで天蓋部の清掃を行う。斜視硬性鏡で鼻前頭管付近の前篩骨蜂巣を清掃する。

B）鼻内上顎洞手術

上顎洞内の粘膜を保存しながら，上顎洞膜様部を広く開放することが重要である。

まず湾曲した膜様部切開刀で膜様部の前部を穿破し，穿破孔を上下に広げ膜様部を内側へ移動させる（図6-11-C）。截除鉗子を用いて同部より上顎洞膜様部を鉗除し，上顎洞を広く後方へ開放する。後方は湾曲した截除鉗子を用いて，上顎洞後壁から篩骨洞に移行する部位をできるだけなだらかになるように隔壁を鉗除する。この際に第Ⅲ基板（中鼻甲介基板）の口蓋骨付着部を鉗除しすぎないことに注意する。鉗除しすぎると中鼻甲介はぶらぶらになってしまう。前方はバックワード鉗子で鼻堤に移行する部位の隔壁を鉗除する（図6-11-D）。通常はこの操作で鼻涙管は損傷しないが，バックワード鉗子を深くかけて前方に強く引くことで鼻涙管損傷の可能性が増すので注意が必要である。下方は下鼻甲介に移行する部位をできるだけなだらかになるように隔壁を鉗除する。上方は後端鉗子や上向きの截除鉗子で上顎洞上壁から篩骨眼窩板に移行する部位をできるだけなだらかになるように隔壁を鉗除する。開大した上顎洞自然口周囲の肥厚した粘膜上皮と粘膜固有層は粘骨膜を保存してマイクロデブリッダーで鉗除する（図6-11-E）。

次に70°斜視硬性鏡で上顎洞内を観察し，上顎洞内にポリープなどの病的粘膜があればマイクロデブリッダー，レーザーなどを用いて切除し，吸引管で膿を除去し上顎洞内を清掃する。真菌症の合併（図4-45）などで上顎洞の十分な操作が必要であるにもかかわらず，開大した上顎洞自然口から上顎洞の十分な操作が行えない場合は，下鼻道側壁に対孔を設置し同部から上顎洞の十分な操作を行ってもよい。必要であれば病理組織検査用に組織を採取する。

C）甲介壁の整復，嗅裂の開放，鼻中隔矯正術

中鼻甲介蜂巣があれば外側壁を除去し開放する。中鼻甲介の肥厚粘膜はマイクロデブリッダーで鉗除する。中鼻甲介を適切な位置に矯正する。下鼻甲介の肥大には粘膜下下鼻甲介骨切除術などを行う。鼻中隔の弯曲があれば鼻中隔矯正術を行う。

memo 9　局所麻酔か全身麻酔か？

　最近は多くの医療機関で難抜歯，囊胞などの顎骨の手術，内視鏡下副鼻腔手術などの手術は全身麻酔下に行われている。これらの手術は局所麻酔でも問題はない。著者は抜歯，顎骨の手術に対しては上顎の神経の伝達麻酔（第2章「memo 9　上顎歯の神経と伝達麻酔」）を行い局所麻酔下に手術を行っている。内視鏡下副鼻腔手術に対しても成人ではほぼ全例局所麻酔下に手術を行っている。両側副鼻腔，鼻中隔と下鼻甲介の手術が必要な際でも局所麻酔下に1回の手術で終わらせている。

　内視鏡下副鼻腔手術における局所麻酔のポイントは，手術の約30分前にボスミン・キシロカインガーゼ（4％キシロカイン10 mLと0.1％ボスミン外用液5 mLを混合：3,000倍アドレナリン含有2.7％リドカイン）を鼻腔内へ挿入，特に中鼻道には10％コカインガーゼ（塩酸コカイン200 mgを生理食塩水2 mlに溶解）を挿入している。手術室に搬入後は前篩骨神経，後鼻神経が鼻・副鼻腔に侵入する部位を中心に局所浸潤麻酔を行う。内視鏡下では局所浸潤麻酔がより適切に行える。

　心電図，呼吸数，血圧，経皮的酸素飽和度などの監視を術中に行う。術者は循環器系などの薬の使用法にも精通しておく必要がある。

memo 10　鼻腔整復術，鼻腔側壁整復術（高橋研三，1960）[10]

　鼻腔整復術（鼻腔側壁整復術）は，各洞（各副鼻腔）の換気（ventilation）と排泄（drainage）を十分につけ，また鼻腔の形態を正常にすることにより副鼻腔炎は治癒するという理論に基づいている。中鼻道経由で篩骨洞を十分に開放し，さらに前頭洞や上顎洞，必要であれば蝶形骨洞との交通を大きくつけ，鼻中隔の弯曲や下鼻甲介の肥厚があればそれを矯正し中鼻甲介を含めた鼻腔側壁を整復する術式であり，洞内（副鼻腔内）の粘膜はできるだけ保存し，換気と排泄を改善させることにより副鼻腔の粘膜病変の正常化をはかる術式である。内視鏡を用いずに裸眼で手術を行っていた時代のこの手術理念は，現在の内視鏡下鼻副鼻腔手術に通じる優れたものである。

memo 11　歯性上顎洞炎に対する内視鏡下副鼻腔手術は上顎洞のみを手術すればよいのか？

　「上顎洞炎の手術は鼻内上顎洞手術（上顎洞膜様部を開窓）だけを行えばよいのではないか」と歯科医あるいは一部の耳鼻咽喉科医は疑問に思うかもしれない。

　上顎洞炎に対する内視鏡下手術は，上顎洞の換気と排泄の要である中鼻道自然口ルート（ostiomeatal complex）を開大し，上顎洞の自然口を可及的に開大し，上顎洞の換気と排泄を改善させ，上顎洞の病的粘膜を正常化させる手術でなければならない。ostiomeatal complexを開大し，上顎洞の自然口を可及的に開大するためには篩骨洞を開放しなくてはならない。

　ostiomeatal complexの概念が一般的ではなかった時代の高橋研三先生の論文「高橋式鼻内整形手術，1960」[10]でも，「篩骨洞の病変が高度であれば勿論然らざる場合も篩骨洞をあける。即ち病変の軽重にかかわらないのである。又前頭洞や上顎洞の換気や排泄を良好ならしめるためにもあける」と述べられている。

　内視鏡下副鼻腔手術の術後治療，術後の経過観察にも著者は重点を置いている。内視鏡が発達した今日では副鼻腔の術後の状態が詳細に観察できる。ostiomeatal complexと上顎洞の自然口が開大された歯性上顎洞炎症例（図6-7，図6-10）では，上顎洞の換気と排泄は改善され上顎洞の病的粘膜は正常化する。逆に上顎洞炎に対して鼻内上顎洞手術を受けたが，術後の経過が思わしくない症例では，上顎洞の病的粘膜を正常化させるために必要な上顎洞の換気と排泄が十分ではない，すなわち上顎洞膜様部の開窓のみが行われている例が多い。

D）鼻内蝶形骨洞手術

篩骨洞側から蝶形骨洞の前壁を開放する際には，蝶形骨洞の内側下部より開放する。

E）鼻内前頭洞手術

前篩骨蜂巣の最前部を開放し，引き続き鼻前頭管（前頭洞入口部）を開放する。

6.3 上顎嚢胞の治療

上顎嚢胞の治療は基本的には手術が必要である。顎骨内嚢胞の手術は，嚢胞の種類，大きさ，部位，歯との関係，年齢により術式が異なり，適切な術式の選択が重要である。歯性上顎洞炎（歯性副鼻腔炎）をきたしている症例では内視鏡下副鼻腔手術を併用する。

(1) 発育性嚢胞の手術

1) 歯原性嚢胞

含歯性（濾胞性歯）嚢胞（図4-27）などの歯原性嚢胞の手術は，摘出術あるいは開窓手術（オープンドレナージ手術），鼻内からの操作が可能であれば内視鏡下副鼻腔手術を行う。

2) 非歯原性嚢胞

嚢胞の全摘出が原則である。

(2) 炎症性嚢胞の手術

歯根嚢胞は発現頻度が高く，日常臨床でしばしば経験する疾患である。手術は一般に嚢胞を摘出して一次閉鎖する術式がとられる。歯に対しては根尖切除術（図6-12）あるいは抜歯（図6-13）が行われる。

(3) 術後性上顎嚢胞の手術

内視鏡下副鼻腔手術により鼻内から開窓手術（ドレナージ手術）を行う（図6-14, 図6-15）。内視鏡下副鼻腔手術の導入により，低侵襲で手術時間が短く，術後の苦痛が少ない手術が行えるようになり，短期滞在手術の適応にもなった（佐藤公則，2006)[11]。まれに嚢胞の位置によっては歯肉（歯齦）切開により，経上顎的手術が必要な場合もある。

歯科では術後性上顎嚢胞に対して抜歯を行い，口腔内へドレナージが行われているが，好ましい治療とはいえない。詳細は「第7章 上顎洞性・上顎性歯性病変による歯性上顎洞炎の病態，診断と治療」で述べる。

---

11) 佐藤公則：オフィスサージャリーの適応と限界―鼻・副鼻腔領域―. 日耳鼻 109：807-812, 2006.

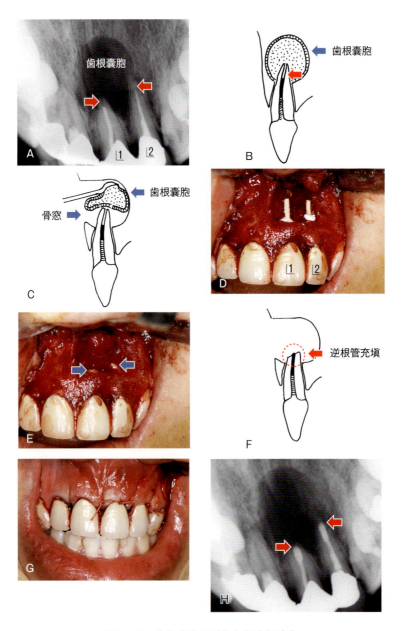

図6-12 歯根嚢胞の手術と根尖切除術

A：エックス線単純撮影（咬合法）
　中切歯と側切歯に根管充填が行われているが、充填材は根尖孔まで到達しておらず（赤矢印）、根管内に死腔があり、同部が感染源になり歯根嚢胞を形成している。
B：根管充填の不足・根管内の死腔（赤矢印）と歯根嚢胞
C：歯頸部粘膜切開（図6-5）を加え、歯肉粘膜骨膜弁を剝離挙上する。骨を削開し骨窓から歯根嚢胞を剝離摘出する。
D：根尖に傾斜をつけ切除し、ガッタパーチャポイントにより逆根管充填を行う。
E：余剰ガッタパーチャポイントを切除し（青矢印）、病巣を洗浄する。
F：根尖部から根管充填を行う逆根管充填
G：歯肉粘膜骨膜弁を戻し、単純懸垂縫合（図6-5）を行う。
H：エックス線単純撮影（咬合法）
　根尖切除術後：歯の根尖根管内の死腔は切除去されている（矢印）。

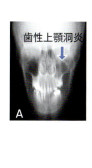
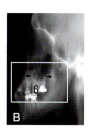
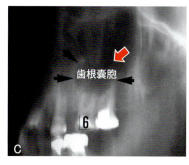
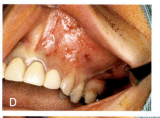
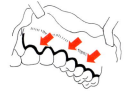
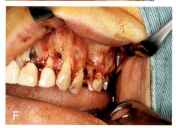
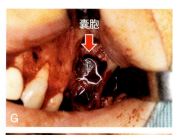
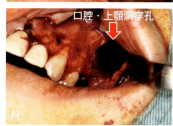
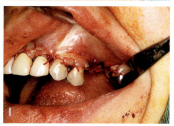
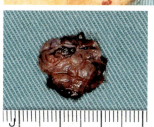

図6-13 歯根嚢胞の手術と歯性上顎洞炎の手術

A：エックス線断層撮影（冠状断）
　　左歯性上顎洞炎を認める。
B：エックス線断層撮影（矢状断），C：Bの白枠の拡大
　　第1大臼歯の根尖部に歯根嚢胞を認める。歯根嚢胞と上顎洞粘膜との間の骨が吸収され嚢胞壁と上顎洞粘膜が接している（赤矢印）。抜歯と嚢胞摘出時に口腔・上顎洞穿孔をきたすことが予想される。
D：歯頸部粘膜切開（図6-5）を加え，歯肉粘膜骨膜弁を作成する。
E：歯頸部粘膜切開線（矢印）
F：歯肉粘膜骨膜弁を剥離挙上する。
G：第1大臼歯の抜歯を行い，上顎骨を削開し，骨窓から嚢胞を剥離摘出する。
H：抜歯・嚢胞摘出後に口腔・上顎洞穿孔をきたす。
I：歯肉粘膜骨膜弁で口腔・上顎洞穿孔部を閉鎖する。左歯性上顎洞炎に対しては，内視鏡下副鼻腔手術を併せて行う。
J：摘出した歯根嚢胞

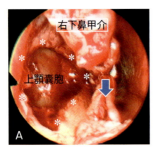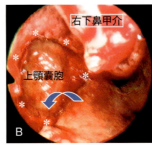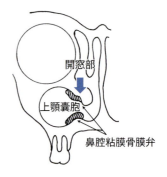

図 6-14　単房性術後性上顎嚢胞の内視鏡下手術

A：右鼻腔直視硬性鏡像
　　鼻内より右鼻腔の下鼻道側壁を削開し，術後性上顎嚢胞を鼻腔へ開窓する。（＊：開窓部）
　　剝離挙上された鼻腔粘膜骨膜弁（矢印）
B：右鼻腔直視硬性鏡像
　　嚢胞を右鼻腔へ広く開窓した後，開窓部の露出した骨面を鼻腔粘膜骨膜弁で覆う。（矢印）（＊：開窓部）

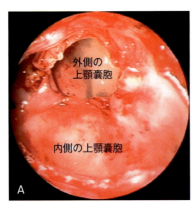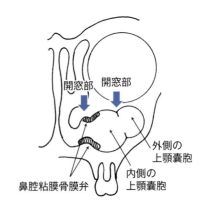

図 6-15　多房性術後性上顎嚢胞の内視鏡下手術

A：左鼻腔 70 度斜視硬性鏡像
　　嚢胞を左鼻腔へ広く開窓した後，さらに外側の嚢胞を開窓する。

6.4　原因歯の病態に応じた原因歯と歯性上顎洞炎の治療

　歯性上顎洞炎の原因歯の治療は原因歯の病態に応じて行う必要がある。また原因歯の保存が可能であれば，抜歯は行わず可能な限り原因歯を保存すべきである。

⑴　原因歯が根尖病巣を伴った未処置の齲歯の場合
1）保存的治療
　原因歯の歯冠部の崩壊が著しく歯根の一部が残存する齲歯（残根歯），あるいは動揺が著しい齲歯であれば抜歯を行う（図 6-16 のルート A）。未処置の齲歯の保存が可能な場合は歯科治療を行う。歯性上顎洞炎に対して抗菌薬による消炎療法などを行う。

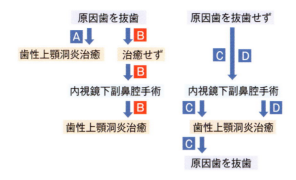

図 6-16 原因歯の病態に応じた原因歯と歯性上顎洞炎の治療

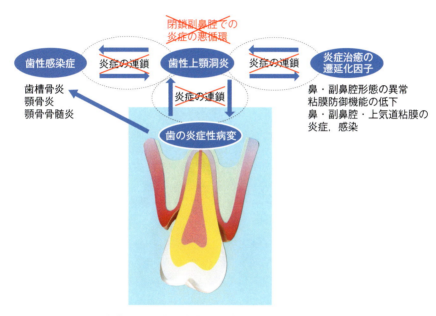

図 6-17 歯性上顎洞炎の炎症の連鎖と閉鎖副鼻腔での炎症の悪循環

2）手術的治療

抗菌薬による消炎療法で歯性上顎洞炎が改善しない場合は，歯性上顎洞炎に対して内視鏡下副鼻腔手術を行う（図 6-16 のルート B, D）。

(2) 原因歯が根尖病巣を伴った歯内療法（根管処置）後の歯の場合

最近の歯性上顎洞炎の原因歯として最も多い[12]。

1）保存的治療

根管処置歯の骨植がよく保存が可能であれば，歯性上顎洞炎と根尖病巣に対して抗菌薬による消

12）佐藤公則：歯性上顎洞炎に対する内視鏡下鼻内手術時の原因歯処置　耳鼻臨床　99：1029-1034, 2006.

炎療法を行う．歯性上顎洞炎が急性増悪している時期には，再度の歯内療法（根管処置）を行うべきではない（第6章「memo 5　歯性上顎洞炎の急性増悪と歯科治療」）．

　実際の臨床では既存の歯内療法（根管処置）後の歯に対して，根管処置など再度の歯内療法を行うことで根尖病巣を治癒させることは容易ではない．

　これまでの歯性上顎洞炎に対する基本的治療は原因歯の治療が優先され，歯内療法（根管処置）後の歯が原因歯の場合は，まず歯内療法が再度繰り返し行われている．しかし根尖病巣を再度の歯内療法で治癒させることは容易ではなく，根尖病巣を治癒させるために最終的には抜歯が行われる．ところが閉鎖副鼻腔での炎症の悪循環が形成されていると，抜歯を行っても歯性上顎洞炎は難治であり，患者は歯を失った上に手術も受けなければならないことになる（図6-15のルートB）．

2）手術的治療

　根管処置歯の骨植がよく保存が可能で，抗菌薬による消炎療法などの保存的治療で歯性上顎洞炎が改善しない場合は，まず歯性上顎洞炎に対して内視鏡下副鼻腔手術を行い，原因歯に対しては抗菌薬で根尖病巣の消炎療法を行っている．上顎洞の換気と排泄が十分保たれ上顎洞炎が改善すれば（図6-10），原因歯には軽度の慢性根尖病巣が残るが，原因歯の症状は消失し原因歯の保存が可能な場合が多い（図6-16のルートD）．自験例では90％の歯性上顎洞炎の原因歯（根管処置歯）が保存できている[12]．内視鏡下副鼻腔手術後は原因歯の経過観察を行い，原因歯の症状（疼痛，排膿など）が改善しない場合には，後日原因歯（根管処置歯）の抜歯を行えばよい（図6-16のルートC）．特に根尖切除術が容易ではない臼歯の根管処置歯が原因歯で，抜歯以外に原因歯の根本的治療がない場合でも，患者の生活の質（QOL）を保つ点から原因歯を抜歯せずになるべく保存すべきである．

　根尖病巣を伴った歯内療法（根管処置）後の歯が原因歯で，保存的治療に抵抗する歯性上顎洞炎の場合，歯性上顎洞炎に対する内視鏡下副鼻腔手術の役割について誤解がないよう再度述べる．内視鏡下副鼻腔手術による上顎洞炎の改善により原因歯の病変が治癒するのではない．前述したように歯性上顎洞炎に対する内視鏡下副鼻腔手術後も，原因歯には軽度の慢性根尖病巣が残り完全には治癒しない．しかし上顎洞の換気と排泄が十分保たれ，歯性上顎洞炎の炎症の連鎖，閉鎖副鼻腔での炎症の悪循環が改善すれば，上顎洞炎が改善する．その結果，原因歯の症状は消失し無症状の根尖病巣を伴った歯になり（第6章「memo 13　無症状の根尖病巣」），原因歯の保存が可能で患者のQOLが保たれるのである．

　保存的治療に抵抗する歯性上顎洞炎に対しては，歯の炎症性病変，歯性感染症，歯性上顎洞炎（歯性副鼻腔炎），炎症治癒の遷延化因子の間の炎症の連鎖と閉鎖副鼻腔（上顎洞）での炎症の悪循環を断ち切り（図6-17），歯性上顎洞炎を治癒させる治療選択肢の一つとして内視鏡下副鼻腔手術が果たす役割は大きい[13]．

13）佐藤公則：歯性上顎洞炎の病態と内視鏡下鼻内手術の有用性．日耳鼻　104：715-720，2001．
14）高野伸夫：歯性上顎洞炎の原因歯は抜歯するのか？　日本歯科評論　738：74-79，2004．

> memo 12　歯性上顎洞炎の原因歯は抜歯するのか？
>
> 　歯性上顎洞炎の原因歯の根尖病巣（感染源）を残して上顎洞炎の治療を行うことに関して，耳鼻咽喉科・頭頸部外科医，歯科医から質問を受けることがある。たとえ歯性上顎洞炎の原因歯であっても，たとえ根尖病巣がある原因歯でも保存可能であれば，抜歯を行わず歯性上顎洞炎を治癒させることができれば，患者のQOLが保たれる。
> 　原因歯の治療に関しては，抜歯の適応などその治療方針に一定の見解はえられていない。歯性上顎洞炎の原因歯のすべてに抜歯を必要とするのか？　歯科医からも疑問の意見があがっている[14]。

> memo 13　無症状の根尖病巣
>
> 　日常臨床で根尖病巣が存在するにもかかわらず症状を訴えない患者は多い。歯内療法（根管治療）後，無症状に経過した歯の約30％の根尖にエックス線写真上で根尖病巣を疑う骨吸収がみられるという歯科からの報告もある。このような症状のない根尖病巣は，加療されなくても問題になることは少ない。根尖病巣があるからといって無症状の歯の抜歯を勧める歯科医はいない。
> 　たとえ根尖病巣をともなった歯性上顎洞炎の原因歯でも，無症状の根尖病巣であれば，あるいは根尖病巣を無症状にできれば，骨植がよい原因歯の抜歯は行わずに保存し，歯性上顎洞炎を治癒させれば患者のQOLは保たれる。最近の著者の考えである。

(3)　原因歯が根尖病巣を伴った修復治療（齲蝕切削，窩洞形成，インレー修復）後の歯の場合

1) 保存的治療

歯性上顎洞炎と根尖病巣に対して抗菌薬による消炎療法を行う。

　修復治療後の根尖病巣による歯性上顎洞炎では，多くの場合，原因歯の骨植はよく症状はない[15]。これまでの歯性上顎洞炎に対する基本的治療は原因歯の治療が優先されると言われてきたが，修復治療後の歯の根尖病巣に対して，さらに歯内療法（根管処置）を行う必要があるのかという疑問がある。

　根尖病巣を治癒させるためには，最終的には抜歯が必要であるが，無症状の修復治療後の歯の根尖病巣に対して，抜歯を行う必要があるのかという疑問がある。さらに閉鎖副鼻腔での炎症の悪循環が形成されていると，抜歯を行っても歯性上顎洞炎は難治であり，患者は歯を失った上に手術も受けなければならないことになる（図6-16のルートB）。

2) 手術的治療

　原因歯の保存が可能で，抗菌薬による消炎療法などの保存的治療で歯性上顎洞炎が改善しない場合は，まず歯性上顎洞炎に対して内視鏡下副鼻腔手術を行い，原因歯に対しては抗菌薬で根尖病巣の消炎療法を行っている。

---

15) 佐藤公則：歯科修復治療（齲蝕切削，窩洞形成，インレー修復）に伴う歯性上顎洞炎. 日耳鼻 117：809-814, 2014.

上顎洞の換気と排泄が十分保たれ上顎洞炎が改善すれば（図6-10），原因歯には軽度の慢性根尖病巣が残るが，原因歯の保存が可能である（図6-16のルートD）．内視鏡下副鼻腔手術後は原因歯の経過観察を行い，原因歯の症状（疼痛，排膿など）が出現すれば，後日歯の治療を行えばよい（図6-16のルートC）．患者の生活の質（QOL）を保つ点からも，無症状の根尖病巣を伴った修復治療歯は，抜歯せずになるべく保存すべきである．

　根尖病巣を伴った修復治療（齲蝕切削，窩洞形成，インレー修復）後の歯が原因歯で，保存的治療に抵抗する歯性上顎洞炎の場合，歯性上顎洞炎に対する内視鏡下副鼻腔手術の役割について誤解がないよう再度述べる．内視鏡下副鼻腔手術による上顎洞炎の改善により原因歯の病変が治癒するのではない．前述したように歯性上顎洞炎に対する内視鏡下副鼻腔手術後も，原因歯には軽度の慢性根尖病巣が残り完全に治癒はしない．しかし上顎洞の換気と排泄が十分保たれ，歯性上顎洞炎の炎症の連鎖，閉鎖副鼻腔での炎症の悪循環は改善すれば，上顎洞炎が改善する．その結果，無症状の根尖病巣（第6章「memo 13　無症状の根尖病巣」）を伴った原因歯の保存が可能で患者のQOLが保たれるのである．

(4) 原因歯が根尖病巣を伴った外傷後の歯の場合

　歯根が破折した際の治癒過程で重要な組織は再生力が非常に強い歯根膜である．歯根が破折すると歯根膜から増殖した肉芽組織は破折隙の間に侵入して破折片の表面にセメント質を形成する．しかし，歯根が垂直に破折した歯は深い歯周ポケットを形成し，歯周組織が高度，かつ進行性に破壊される．多くは保存が困難で抜歯が適応とされている．

　近年歯根が垂直に破折した歯を抜歯せずに保存する試みが行われている．治療法として4-META/MMA-TBBレジンで接着する治療法の有効性が報告されている[16]．根管内から破折間隙を清掃して破折部を封鎖する口腔内接着法は破折間隙の清掃と封鎖が不充分で予後が悪く，再植法を用いた方法などで成功率が向上してきている．しかし破折歯の治療に関しては未だ未解決な点も多く，歯周組織破壊が大きい症例に対する再生療法の効果など課題が多いのが現状である．

1) 保存的治療
　歯性上顎洞炎と根尖病巣に対して抗菌薬による消炎療法を行う．

2) 手術的治療
　抗菌薬による消炎療法などの保存的治療で歯性上顎洞炎が改善しない場合は，歯性上顎洞炎に対して内視鏡下副鼻腔手術を行う．

(5) 原因歯が辺縁性歯周炎を伴った歯の場合

1) 保存的治療
　辺縁性歯周炎を伴う原因歯には，未処置歯と処置歯（図4-25, 図4-26, 図5-3）がある．原因歯が辺縁性歯周炎を伴っている場合は，歯に動揺があり，多くの例で原因歯の保存は難しい[12]．

---

16) 菅谷　勉, 他：垂直歯根破折の接着治療. 日歯医学会誌　26：47-51, 2007.

辺縁性歯周炎を伴った歯が原因歯の場合は，原因歯の動揺と辺縁性歯周炎の程度で抜歯の時期を決定すべきである．

原因歯が辺縁性歯周炎を伴った歯で動揺が著しい時には歯の保存が不可能であり，抜歯をまず行ない歯性上顎洞炎に対して消炎療法などの保存的治療を行う（図6-16のルートA）．

原因歯の動揺が少ない時には歯を保存し，歯性上顎洞炎に対して消炎療法などの保存的治療を行う．

2）手術的治療

原因歯の動揺が著しく抜歯を行い，抗菌薬による消炎療法で歯性上顎洞炎が改善しない場合は，歯性上顎洞炎に対して内視鏡下副鼻腔手術を行う（図6-16のルートB）．

原因歯の動揺が少ない時には歯を保存し，抗菌薬による消炎療法で歯性上顎洞炎が改善しない場合は，歯性上顎洞炎に対して内視鏡下副鼻腔手術を行う．内視鏡下副鼻腔手術後は原因歯の経過観察を行い，原因歯の動揺が著しく保存が困難になった場合には，後日原因歯の抜歯を行う（図6-16のルートC）．

(6) 原因歯が囊胞を伴った歯の場合

歯原性囊胞（含歯性囊胞など），炎症性囊胞（歯根囊胞など）はかなり大きくならないと内視鏡下に鼻内から囊胞を処置することは難しい．囊胞が小さい場合は口腔内より囊胞の摘出術と根尖切除術あるいは抜歯を行うことになる．ただし原因歯が大臼歯の場合は根尖切除術を実施するには困難を伴う．

1）保存的治療

囊胞摘出術をまず行い，歯性上顎洞炎に対して抗菌薬による消炎療法などを行う．

2）手術的治療

囊胞摘出術後の保存的治療で歯性上顎洞炎が改善しない場合は，歯性上顎洞炎に対して内視鏡下副鼻腔手術を行う．あるいは最初から囊胞摘出術と歯性上顎洞炎に対する内視鏡下副鼻腔手術を同時に行う（combined approach）（図6-13）．

6.5　口腔・上顎洞穿孔，口腔・上顎洞瘻の治療

歯科では原因歯を抜歯した後の抜歯窩（口腔上顎洞穿孔部）は，歯性上顎洞炎の排膿路の確保という目的としても行われている．この処置に対する著者の疑問は前述した（86頁）．その結果，口腔上顎洞穿孔部は常に上顎洞の感染経路になり，上顎洞洗浄を十分行うために自然閉鎖を妨げると，口腔上顎洞瘻を形成してしまい2次的に閉鎖手術が必要になる．

口腔・上顎洞瘻（瘻孔）には，抜歯後の小さな瘻（穿孔）から囊胞や腫瘍摘出による大きな瘻（穿孔）まであり，瘻の大きさや病態に応じて術式を選択する必要がある．術後に鼻を強くかまない，口腔内を陰圧や陽圧にしないことが閉鎖創の保護のために必要である．

歯性上顎洞炎に対しては，口腔・上顎洞瘻の閉鎖手術と内視鏡下副鼻腔手術を同時に行う

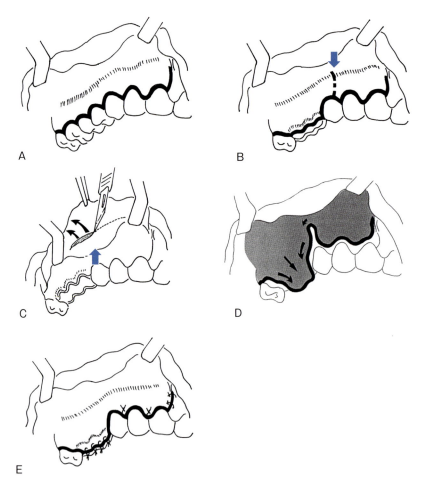

図6-18 歯肉粘膜骨膜弁閉鎖法による口腔・上顎洞瘻閉鎖手術

A：歯頸部に粘膜切開を加える。
　歯肉粘膜切開線は上唇小帯と歯肉を縦に切開し，歯頸部に沿って後方に至るL字型の切開線である。
B，C：抜歯を行い頬側の歯肉粘膜骨膜弁を作製する。
　大きな口腔・上顎洞瘻（穿孔）を閉鎖する際は，歯肉粘膜弁に縦切開（矢印）を加える（B），あるいは歯肉粘膜骨膜弁の骨膜に（歯肉粘膜は保存）水平に減張切開を加える（C）と粘膜骨膜弁が伸展し，口腔・上顎洞瘻孔（穿孔）部を十分に覆うことができる。
D：まず口腔・上顎洞瘻孔（穿孔）部を閉鎖縫合する。
E：引き続き歯肉の歯間乳頭部を縫合（単純懸垂縫合，図6-5）する。

（combined approach）か，後日行う。

(1) 口腔・上顎洞穿孔の1次的閉鎖手術

　抜歯を行った際に口腔と上顎洞の間に穿孔をきたした場合は，同部は1次的に閉鎖するべきである。口腔と上顎洞との交通を即時に遮断することが感染予防になる。

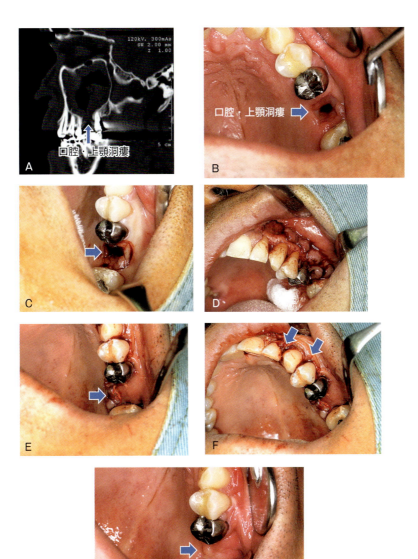

図6-19 口腔・上顎洞瘻閉鎖手術（歯肉粘膜骨膜弁閉鎖法）

前歯科医で上顎洞の排膿をはかるために上顎左第1大臼歯の抜歯が行われ，抜歯窩から上顎洞洗浄が繰り返されていた症例。
　局所麻酔下に歯性上顎洞炎に対しては内視鏡下副鼻腔手術を，口腔・上顎洞瘻に対しては口腔・上顎洞瘻閉鎖手術を同時に行った。

　A：CT撮影（矢状断）
　　　口腔・上顎洞瘻（矢印）を形成し，歯性上顎洞炎は改善していない。
　B：口腔・上顎洞瘻（矢印）。
　C：口腔・上顎洞のhinge flapを作製（矢印）する。
　D：頰側に歯肉粘膜骨膜弁を作製する。
　E：hinge flapを閉鎖した後，頰側歯肉粘膜骨膜弁をadvancement flapとし口腔・上顎洞瘻を閉鎖（矢印）する。
　F：口腔・上顎洞瘻を閉鎖した後に歯肉の歯間乳頭部を単純懸垂縫合（図6-5）で縫合する（矢印）。
　G：口腔・上顎洞瘻閉鎖手術後
　　　口腔・上顎洞瘻は閉鎖されている（矢印）。同時に行った内視鏡下副鼻腔手術により歯性上顎洞炎は治癒した。

(2) 口腔・上顎洞瘻の閉鎖手術

手術の原則は瘻孔部を血行の良い厚い組織で被覆することである．また縫合不全を起こした場合を考慮して，縫合線が瘻孔の上にかからない方がよい．

口腔・上顎洞瘻の閉鎖手術にはこれまで色々な術式が報告されている．著者は歯頸部粘膜切開（図6-5）による歯肉粘膜骨膜弁閉鎖法（図6-18，図6-19）（毛利　学，1975，1984)[17)18)] を好んで用いている．

1）歯肉粘膜骨膜弁閉鎖法（図6-18）

本手術法の利点は，手術操作が簡便であること，比較的大きな瘻孔（穿孔）部も閉鎖できること，この切開と視野で上顎・上顎洞の手術を同時に行え，汎用性が高いことなどである．大きな口腔・上顎洞瘻（穿孔）を閉鎖する際のポイントは，歯肉粘膜弁に縦切開を加える（図6-18-B），あるいは歯肉粘膜骨膜弁の骨膜に（歯肉粘膜は保存）水平に減張切開を加える（図6-18-C）と粘膜骨膜弁が伸展し，口腔・上顎洞瘻孔（穿孔）部を十分に覆うことができる．

口腔・上顎洞瘻孔を2次的に閉鎖する例（図6-19）では口腔・上顎洞瘻孔部が上皮化している（図6-19-B）．まず上皮化した口腔・上顎洞瘻孔部の粘膜を用いてhinge flapを作製し（図6-19-C），口腔・上顎洞瘻孔部を閉鎖する．瘻孔が大きい場合にはこの上に，近傍の歯槽骨から採取した骨片を移植する．さらに歯肉粘膜骨膜弁をadvancement flapとして口腔・上顎洞瘻の閉鎖術を行う（図6-19-D，E，F）．

2）頬側歯肉粘膜骨膜弁閉鎖法（図6-20）

本法は比較的小さな口腔・上顎洞瘻（穿孔）が適応になる．手術操作は比較的簡便である．歯肉粘膜骨膜弁の骨膜に減張切開を加え，弁を伸展させることが重要である．弁と口蓋粘膜はマットレス縫合を行う．

3）口蓋側粘膜骨膜弁閉鎖法（図6-21）

口蓋側粘膜骨膜弁は大口蓋動脈を含む粘膜弁であり血行がよい．しかし口蓋粘膜は剥離しにくい．また口蓋粘膜は厚く硬く，縫合しにくく，弁の操作性もよくない．弁を翻転したあと口蓋骨が露出するため，創傷治癒に時間がかかるなどの欠点がある．

4）口蓋島状粘膜骨膜弁閉鎖法（図6-22）

口蓋島状粘膜弁は大口蓋動脈を含む島状粘膜骨膜弁であるが，動脈を分離する手技などが難しい．

---

17) 毛利　学，他：歯性上顎洞炎の手術療法．耳鼻臨床 68：295-298，1975．
18) 毛利　学：歯性上顎洞炎．図説臨床耳鼻咽喉科講座3．p190-193，メジカルビュー社，東京，1984．

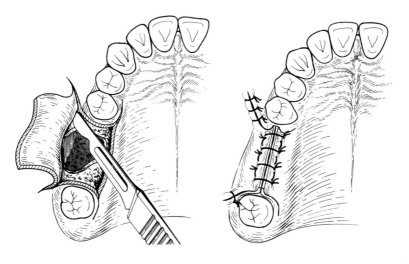

図6-20 口腔・上顎洞瘻閉鎖手術
頰側歯肉粘膜骨膜弁閉鎖法
佐藤研一ほか：炎症の外科的処置．大谷隆俊ほか編：図説 口腔外科手術学 中巻．医歯薬出版，1988．337-393．

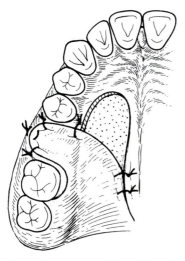

図6-21 口腔・上顎洞瘻閉鎖手術
口蓋側粘膜骨膜弁閉鎖法
佐藤研一ほか：炎症の外科的処置．大谷隆俊ほか編：図説 口腔外科手術学 中巻．医歯薬出版，1988．337-393．

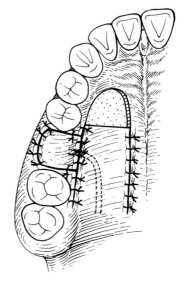

図6-22 口腔・上顎洞瘻閉鎖手術
口蓋島状粘膜骨膜弁閉鎖法
佐藤研一ほか：炎症の外科的処置．大谷隆俊ほか編：図説 口腔外科手術学 中巻．医歯薬出版，1988．337-393．

7

上顎洞性・上顎性歯性病変による歯性上顎洞炎（歯性副鼻腔炎）の病態，診断と治療

　齲歯などの歯の病変が原因で上顎洞に炎症をきたす病態は，歯性上顎洞炎としてよく知られている。逆に上顎洞あるいは上顎の病変が原因で歯に病変をきたし，この歯の病変が原因で上顎洞に炎症をきたす病態に関しては報告が少ない。

　山﨑可夫（1974）[1]は歯性上顎洞炎を分類し，歯性病変が上顎洞病変に先行したことが明らかなものを歯性上顎洞炎（狭義），上顎洞病変が歯性病変に先行したことが明らかなものを上顎洞性歯性病変とし，上顎洞性歯性病変を広義の歯性上顎洞炎として分類している（表3-1）。本書では，歯性病変が上顎洞病変に先行する歯性上顎洞炎と，上顎洞病変あるいは上顎病変が歯性病変に先行する上顎洞性・上顎性歯性病変による歯性上顎洞炎を分けて述べる。

　日常臨床で上顎洞性歯性病変を診察する機会は比較的多い。その多くは急性上顎洞炎により歯根尖部歯根膜に感染し，さらに歯髄が感染する場合である。また上顎性歯性病変としては術後性上顎嚢胞あるいは上顎嚢胞が歯根を圧迫吸収し，露出した歯髄が感染する場合である。

　歯髄の炎症罹患が比較的軽度で歯髄死に至っていない場合は，上顎洞炎に対する抗菌薬による消炎療法あるいは上顎嚢胞に対する治療により，炎症に罹患した歯髄を生活歯髄として復活させる希望がもてる。これらの病変では，上顎洞・上顎の病変を治療することにより歯性病変も改善する。しかしなかには上顎洞・上顎病変を治療しても歯性病変が改善せず，不可逆性の上顎洞・上顎性歯性病変をきたす場合がある。このような例では，頑固な頬部痛と歯痛が続き，この不可逆性の上顎・上顎洞性歯性病変により2次的に歯性上顎洞炎をきたす。

7.1 上顎洞性・上顎性歯性病変による歯性上顎洞炎の病態
　　　（佐藤公則，1998）[2]

（1）急性上顎洞炎が原因の上顎洞性歯性病変による歯性上顎洞炎（図7-1左）

　上顎洞性歯性病変の多くは感冒に伴う急性上顎洞炎により引き起こされる。特に上顎洞が発育し

1）山﨑可夫：いわゆる歯性上顎洞炎について．日本歯科評論 376：54-65, 1974.
2）佐藤公則：上顎洞性歯性病変の臨床病理組織学的研究．日耳鼻 101：272-278, 1998.

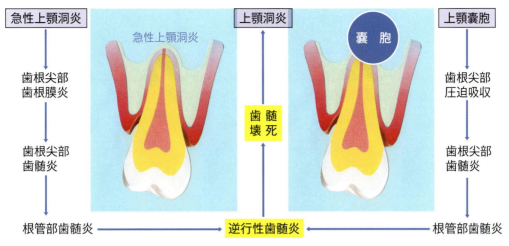

図7-1 上顎洞性・上顎性歯性病変による歯性上顎洞炎の病態

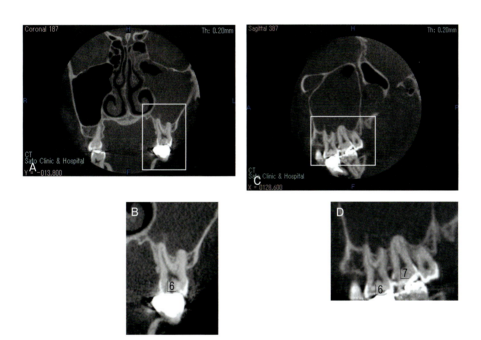

図7-2 急性上顎洞炎による上顎洞性歯性病変

症　例：34歳，女性
主　訴：左膿性鼻漏，左頬部痛
現病歴：感冒罹患後より，左膿性鼻漏と左頬部痛が続く。
経　過：抗菌薬による消炎療法で左上顎洞炎は改善し，頬部痛も改善した。
病　態：急性上顎洞炎により歯根尖部の歯根膜炎を起こし，歯根尖部あるいは根管部の歯髄炎をきたしていると考えられた。消炎療法で炎症に罹患した歯髄は生活歯髄として復活した。
A：コーンビームCT撮影（冠状断），B：Aの白枠の拡大
　　左上顎第1大臼歯の根尖部が上顎洞内に突出しており同部に骨壁を認めない。
C：コーンビームCT撮影（矢状断），D：Cの白枠の拡大
　　左上顎第1・第2大臼歯の根尖部が上顎洞内に突出している。第2大臼歯の根尖部には骨壁を認めるが，第1大臼歯の根尖部には骨壁を認めず上顎洞粘膜の肥厚を認める。

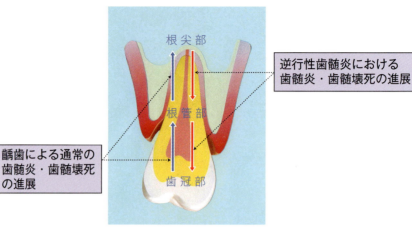

図7-3 逆行性歯髄炎・歯髄壊死

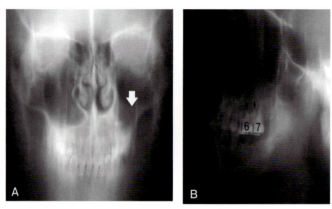

図7-4 急性上顎洞炎による上顎洞性歯性病変による歯性上顎洞炎

症　例：35歳，男性
主　訴：左頬部痛，頭痛
経　過：感冒罹患後より左頬部痛を認めた。近医耳鼻咽喉科で急性上顎洞炎の治療を行い，上顎洞炎は改善傾向にあったが，頑固な左頬部痛と頭痛は改善しなかった。脳神経外科，歯科も受診したが原因が不明であった。
経　過：抗菌薬による消炎療法では治癒しないため，手術を行った。局所麻酔下に経鼻的に篩骨洞を開放し，歯頸部粘膜切開を行い経上顎的に上顎洞の粘膜を保存して上顎洞の自然口を広く開放した。左第1と第2大臼歯を抜歯し，口腔・上顎洞穿孔部は歯肉粘膜骨膜弁で閉鎖した。病理組織検査では大臼歯は逆行性歯髄炎と歯髄壊死をきたしていた。術後，左頬部痛と頭痛は改善した。
　　　　（注：この症例は内視鏡下副鼻腔手術が導入される前の例であり，現在では内視鏡下副鼻腔手術の適応である。）
病　態：急性上顎洞炎により引き起こされた根管部の歯髄炎が高度で逆行性歯髄炎から歯髄壊死をきたしていた。消炎療法では罹患歯は生活歯髄として復活せず，歯髄壊死をきたした上顎洞性歯性病変により2次的に歯性上顎洞炎をきたしていると考えられた。
A：エックス線断層撮影（冠状断）
　　左上顎洞下部に炎症所見を認める（矢印）。
B：エックス線断層撮影（矢状断）
　　左上顎の第1・第2大臼歯の根尖部が上顎洞内に突出し，同部に炎症を認める（矢印）。（6：第1大臼歯，7：第2大臼歯）

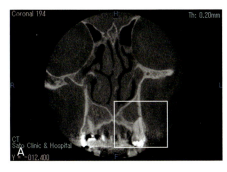
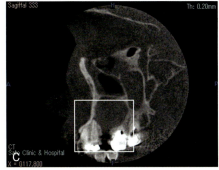
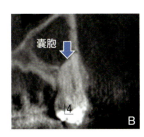
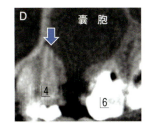

図7-5 術後性上顎嚢胞による上顎性歯性病変

症　例：54歳，男性
主　訴：左頬部痛
既往歴：慢性副鼻腔炎に対して24歳時に両側上顎洞根本手術（経上顎的）を受けた。
現病歴：左頬部痛を認め，歯科を受診した。第2小臼歯を抜歯され，抜歯時に抜歯窩から排膿した。歯科で抜歯窩から洗浄が繰り返されていた。
経　過：第2小臼歯の抜歯窩は肉芽で閉鎖した。局所麻酔下に左内視鏡下副鼻腔手術（経鼻的嚢胞ドレナージ手術）を行った。左上顎第1小臼歯の根は嚢胞の圧迫により吸収されており，歯髄炎を起こしていたが歯髄死に至っておらず生活歯髄として復活した。術後，左頬部痛は改善した。
（注：この症例では術後性上顎嚢胞の診断を最初に行い，内視鏡下副鼻腔手術による術後性上顎嚢胞の治療を先行させていれば，術後性上顎嚢胞により，歯根膜炎，歯髄炎に罹患していた第2小臼歯の歯髄は生活歯髄として復活でき，抜歯は必要なかったかもしれない。また歯科で治療を続け内視鏡下副鼻腔手術による術後性上顎嚢胞の治療を行わなければ，嚢胞の圧迫によりその根が吸収し歯髄炎を起こしていた第1小臼歯は歯髄死になっていたかもしれない。）
　　　いずれにしても術後性上顎嚢胞による上顎性歯性病変に対して抜歯を行い，口腔内へドレナージを行い，抜歯窩から洗浄を行う処置は行うべきではない。
A：コーンビームCT撮影（冠状断），B：Aの白枠の拡大
　左上顎に嚢胞像を認める。左上顎第1小臼歯の根尖部（矢印）は，嚢胞により圧迫吸収されている。
C：コーンビームCT撮影（矢状断），D：Cの白枠の拡大
　左上顎第1小臼歯の根尖部（矢印）は嚢胞により圧迫吸収されている。左上顎第2小臼歯は歯科で抜歯されており，瘻孔を形成している。（|4：第1小臼歯，|6：第1大臼歯）

ており，歯の根尖部が上顎洞内に突出し，根尖上に骨壁を認めず，歯根膜が上顎洞粘膜に接している例（図7-2）で上顎洞性歯性病変が起こりやすい。

　急性上顎洞炎により歯根尖部の歯根膜に炎症をきたす。さらに根尖孔から根管部歯髄が感染し歯髄炎をきたす。歯髄の炎症罹患が軽度で歯髄死に至らない場合は，急性上顎洞炎，歯根膜炎，歯髄炎の治癒に伴って炎症に罹患した歯髄は生活歯髄として復活する。臨床的には，急性上顎洞炎に罹患した時に上顎の歯に疼痛を認め，急性上顎洞炎の治癒に伴って歯の疼痛が改善する場合（図7-2）である。

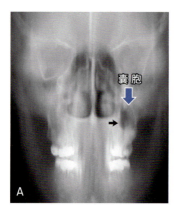 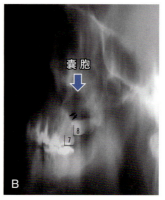

図7-6 術後性上顎嚢胞による上顎性歯性病変

症　例：42歳，男性
主　訴：左頬部痛，頭痛
既往歴：慢性副鼻腔炎に対し，15歳時に両側上顎洞根本手術（経上顎的）を受けた。
現病歴：左術後性上顎嚢胞に対して近医耳鼻咽喉科で歯肉（歯齦）部切開による左ドレナージ手術を受けたが，術後も頑固な左頬部痛と頭痛が改善しなかった。脳神経外科，歯科も受診したが原因が不明であった。
経　過：鼻内所見では左下鼻道に対孔が設置されており嚢胞内は含気化していた。嚢胞により左第2大臼歯の根尖が吸収されていた。局所麻酔下に左上顎第2大臼歯の抜歯を行った。下鼻道に設置された対孔は肉芽で狭くなっていたため拡大した。第2大臼歯は逆行性歯髄炎と歯髄壊死をきたしていた。術後，左頬部痛と頭痛は改善した。
A：エックス線断層撮影（冠状断）
　　前医での手術により含気化した嚢胞像を認める（矢印）。
B：エックス線断層撮影（矢状断）
　　左上顎第2大臼歯の根尖部（黒矢印）は嚢胞により吸収されている。（|7：第2大臼歯，|8：第3大臼歯，埋伏智歯）

　急性上顎洞炎により引き起こされた歯根尖部の歯根膜炎と根管部歯髄の歯髄炎が高度な場合は，逆行性歯髄炎と歯髄壊死（図7-3）をきたす。この結果，歯髄壊死をきたした歯が原因で歯槽骨炎，上顎洞底部の骨炎，骨髄炎（歯性感染症）に進行し2次的な歯性上顎洞炎をきたす（図7-4）。

⑵　上顎嚢胞が原因の上顎性歯性病変による歯性上顎洞炎（図7-1右）
1）術後性上顎嚢胞
　副鼻腔根本手術後に副鼻腔に嚢胞が形成される術後性副鼻腔嚢胞は，その存在する部位によってさまざまな合併症をきたす。例えば，視神経の近傍に嚢胞が形成されると視神経が圧迫されて視力障害をきたす。
　術後性上顎嚢胞が歯根の近傍に形成され嚢胞が大きくなると，嚢胞の圧迫により歯根は吸収し歯髄腔が露出する（図7-10）。露出した歯髄は感染を起こし，根管部歯髄の感染を起こし，逆行性歯髄炎をきたす。歯髄の炎症罹患が軽度で歯髄死に至らない場合は，術後性上顎嚢胞，歯根膜炎，歯髄炎の治癒に伴って炎症に罹患した歯髄は生活歯髄として復活する。臨床的には，術後性上顎嚢胞が歯根を圧迫することにより上顎の歯に疼痛を認め，術後性上顎嚢胞の治療に伴って歯の疼痛が改善する場合（図7-5）である。
　術後性上顎嚢胞の圧迫により引き起こされた根管部歯髄の歯髄炎が高度な場合は，逆行性歯髄炎

と歯髄壊死をきたす。この結果，歯髄壊死をきたした歯が原因で歯槽骨炎，顎骨炎，顎骨骨髄炎（歯性感染症）に進行し2次的な歯性上顎洞炎をきたす（図7-6）。

> **memo 1** 逆行性歯髄炎（ascending pulpitis）
>
> 　ascending pulpitis に相当する用語には，上昇性歯髄炎，上行性歯髄炎，逆行性歯髄炎などがある。文部省の学術用語集歯学編（1994）[3]では，上昇性歯髄炎が用いられているが，本書では日常臨床で頻用されている逆行性歯髄炎を使用する。
> 　歯髄の炎症は種々の原因で起こるが，もっともしばしば見られるものは齲歯に伴うものである。齲歯による歯髄炎と歯髄壊死は，歯冠部から根管部に向かって炎症が進む（図7-3）。逆行性歯髄炎は，炎症が根尖部歯根膜から根尖孔を通って根管部歯髄に波及し，歯髄炎が根管部から歯冠部へ進展する歯髄炎である（図7-3）。
> 　逆行性歯髄炎を起こすのは，辺縁性歯周炎などの歯周組織の化膿性炎症が根尖孔にまで波及した場合，隣在歯の根尖病巣の炎症が根尖孔にまで波及した場合，広汎な顎骨炎，顎骨骨髄炎が根尖孔にまで波及した場合などである。
> 　病理組織学的には，歯髄の炎症は根尖孔または根尖部，根管部の歯髄に最も強く，そこから離れるに従って次第に炎症は弱くなる。歯髄炎が進行すると歯髄壊死をきたす。

2）上顎の発育性囊胞

　上顎性歯性病変をきたすその他の上顎囊胞としては発育性囊胞としての歯原性囊胞（図4-27，図7-7）と非歯原性囊胞（図7-8）がある。

　術後性上顎囊胞の場合と同様に，上顎囊胞が隣接歯根の近傍に形成され囊胞が大きくなると，囊胞の圧迫により歯根は吸収し歯髄腔が露出する。露出した歯髄は感染を起こし，根管部歯髄の感染を起こし，逆行性歯髄炎をきたす。歯髄の炎症罹患が軽度で歯髄死に至らない場合は，上顎囊胞，歯根膜炎，歯髄炎の治癒に伴って炎症に罹患した歯髄は生活歯髄として復活する。上顎囊胞の圧迫により引き起こされた根管部歯髄の歯髄炎が高度な場合は，逆行性歯髄炎と歯髄壊死をきたす。この結果，歯髄壊死をきたした歯が原因で歯槽骨炎，顎骨炎，顎骨骨髄炎（歯性感染症）に進行し2次的な歯性上顎洞炎をきたす。

7.2　上顎洞性・上顎性歯性病変の病理組織 （佐藤公則，1998）[2]

　上顎洞・上顎病変により引き起こされる不可逆性の歯性病変（上顎洞性・上顎性歯性病変）は逆行性歯髄炎と歯髄壊死（図7-3）である。すなわち根尖孔から根管部歯髄の感染（歯髄炎）を起こし，この歯髄炎が根管部から歯冠部へ進展し歯髄炎と歯髄壊死をきたす病態である。成人では歯髄の血管はわずかに細い根尖孔を通じて歯周組織と連絡している（図2-13）ために，炎症が起こると修復力が弱く歯髄の病変が進行していく。このような解剖学的構造も，上顎洞性・上顎性歯性病

3）文部省，日本歯科医学会：学術用語集　歯学編．日本歯科医学会，東京，1994．

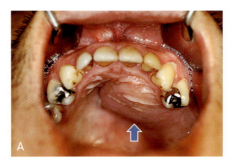
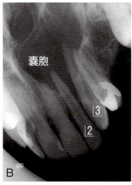
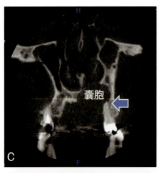
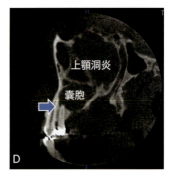
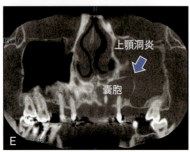

図7-7　歯原性囊胞が原因の上顎性歯性病変による歯性上顎洞炎

症　例：41歳，男性
主　訴：硬口蓋の腫脹，左鼻閉
現病歴：約1か月前より硬口蓋左側の腫脹と左鼻閉をきたす。
A：口腔内所見
　　硬口蓋左側の膨隆を認める（矢印）。
B：エックス線単純撮影（咬合法）
　　上顎左側切歯（|2）と犬歯（|3）の間の上顎骨内にエックス線透過像を示す囊胞像を認める。
　　囊胞は西洋梨状で側切歯と犬歯の歯根を逆八字型に離開している。囊胞に接した歯の歯槽硬線は不明瞭になっている。
C：コーンビームCT撮影（冠状断）
　　囊胞の圧迫により犬歯の歯根が吸収している（矢印）。歯髄反応はあり生活歯髄であった。囊胞は鼻腔底に接している。
D：コーンビームCT撮影（矢状断）
　　囊胞の圧迫により犬歯の歯根が吸収している（矢印）。左上顎洞炎を認める。
E：コーンビームCT撮影（Curved Multiplanar reconstruction）
　　囊胞が増大し，囊胞と上顎洞粘膜の間の骨が吸収され，囊胞壁と上顎洞粘膜が接しており（矢印），左上顎洞炎を認める。

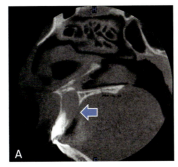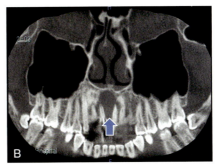

図7-8 鼻口蓋管（切歯管）囊胞（矢印）

症　例：20歳，女性
主　訴：硬口蓋の腫脹と疼痛
現病歴：約1週間前より切歯孔部の硬口蓋に腫脹と疼痛を認める。また上顎右中切歯に疼痛を認める。
A：コーンビームCT撮影（矢状断）
B：コーンビームCT撮影（Curved Multiplanar reconstruction）
　　囊胞（矢印）は中切歯に接しているが，歯根の吸収は認めず，上顎洞炎も認めない。

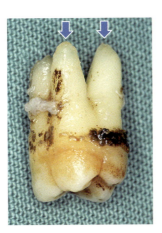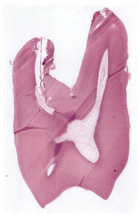

Hematoxylin-Eosin染色

図7-9　上顎洞性歯性病変（急性上顎洞炎による）の肉眼像
根尖部の尖端（矢印）が変色している。歯冠部には病変を認めない。

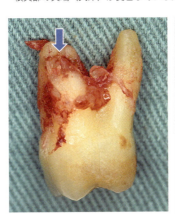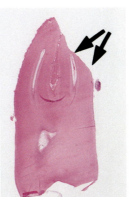

Hematoxylin-Eosin染色

図7-10　上顎性歯性病変（術後性上顎囊胞による）の肉眼像
第2大臼歯の頰側遠心根が吸収され歯髄腔が露出（矢印）している。歯冠部に病変は認めない。

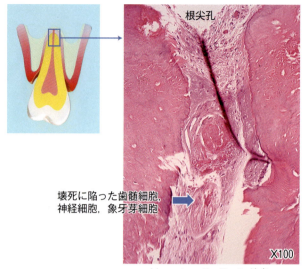

図7-11 上顎洞性・上顎性歯性病変の病理組織像（根尖孔付近の根管）

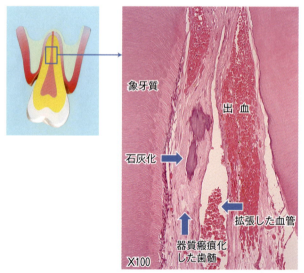

図7-12 上顎洞性・上顎性歯性病変の病理組織像（根管部）

変において逆行性歯髄炎・歯髄壊死といった歯性病変をきたす一因になっている。

(1) 肉眼所見

歯冠部には通常病変はない。急性上顎洞炎による上顎洞性歯性病変では，根尖部の尖端が変色している（図7-9）。術後性上顎嚢胞あるいは上顎嚢胞による上顎性歯性病変では，歯根が吸収され，歯髄腔が露出している（図7-10）。

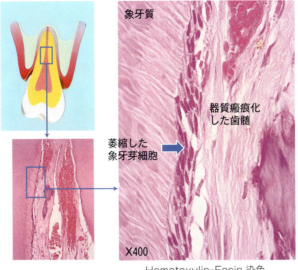

図7-13　上顎洞性・上顎性歯性病変の病理組織像（根管部歯髄）

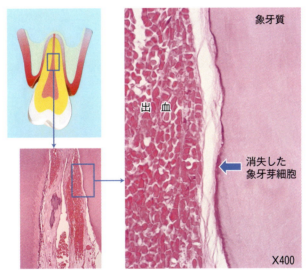

図7-14　上顎洞性・上顎性歯性病変の病理組織像（根管部歯髄）

(2) 病理組織所見

　歯根尖部の歯根膜は歯根膜炎を起こしており，根尖孔付近の根管では歯髄細胞，神経細胞，象牙芽細胞は壊死に陥っている（図7-11）。根管部歯髄が器質瘢痕化する例もあり，血管拡張，石灰化，出血を認める（図7-12）。根管部の象牙芽細胞は萎縮（図7-13）あるいは消失（図7-14）している。根尖孔から離れた歯冠側の根管部の歯髄では脂肪変性（図7-15）を認め，歯髄細胞および神経細胞は減少しており，象牙芽細胞は萎縮あるいは空胞変性している（図7-16）。このような

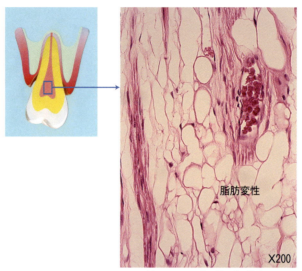
図7-15 上顎洞性・上顎性歯性病変の病理組織像（歯冠部歯髄）

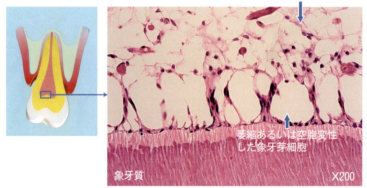
図7-16 上顎洞性・上顎性歯性病変の病理組織像（歯冠部歯髄）

病変は根管部から歯冠側に向かうにしたがって程度が弱くなる。すなわち逆行性歯髄炎・歯髄壊死の病理組織像を呈する。

　急性副鼻腔炎による上顎洞性歯性病変では，上顎洞の急性炎症により歯根膜炎，根尖孔から根管部歯髄の感染を起こし，逆行性歯髄炎と歯髄壊死をきたす。この結果この歯が原因で，歯槽骨炎・上顎洞底部の骨炎，骨髄炎に進行し2次的に歯性上顎洞炎を引き起こす。

　術後性上顎囊胞あるいは上顎囊胞による歯性病変では，囊胞の圧迫により歯根が吸収され，露出した歯髄が感染し，さらに根尖孔から根管部歯髄の感染を起こし，逆行性歯髄炎と歯髄壊死をきたす。この結果この歯が原因で，歯槽骨炎・上顎洞底部の骨炎，骨髄炎に進行し2次的に歯性上顎洞炎を引き起こす。

7.3 上顎洞性・上顎性歯性病変による歯性上顎洞炎の診断

　上顎洞・上顎病変を治療しても頑固な頰部痛，歯痛，頭痛が続く例では，たとえ口腔内所見で歯冠部・歯周組織に病変がなくても上顎洞性・上顎性歯性病変，すなわち逆行性歯髄炎・歯髄壊死を念頭におき診断を行うべきである．

(1) 問　　診

　歯と上顎洞（副鼻腔）の病的因果関係を明らかにすることが上顎洞性・上顎性歯性病変の診断で必要であり，問診は重要である．病歴で特に重要なのは，感冒の罹患歴と上顎洞根本手術の手術歴である．内視鏡下副鼻腔手術の普及に伴って，近年，術後性上顎囊胞は激減している．

　鼻の症状に関しては，通常の上顎洞炎の症状（鼻閉，鼻漏，後鼻漏，頭重感，頭痛）をきたす．歯の症状に関しては，急性期の歯の炎症性病変の症状（歯肉の疼痛と腫脹，咬合時の疼痛）を訴える．

　急性上顎洞炎による上顎洞性歯性病変では，感冒罹患後に急性上顎洞炎の症状をきたし，引き続き急性期の歯の炎症性病変の症状をきたす．術後性上顎囊胞あるいは上顎囊胞による上顎性歯性病変では，鼻の症状をきたさない場合が多く，急性期の歯の炎症性病変の症状をきたす．感冒が誘因になる場合が多い．

(2) 視　　診

1）鼻鏡検査

　鼻内所見は，急性像を呈するもの，慢性像を呈するもの，鼻内所見を認めないものがある．急性像としては鼻粘膜が発赤，腫脹し，中鼻道に黄色の膿を認め，急性副鼻腔炎の所見を認める．慢性像としては中鼻道に黄色の膿，中鼻道の閉塞，鼻茸（鼻ポリープ）を認め，慢性副鼻腔炎の所見を認める．

2）口腔（歯と歯周組織）

　口腔内視診では，歯および歯周組織に所見を認めないことが多い．上顎洞性歯性病変をきたす歯は，上顎洞底と根尖部の距離が近い大臼歯に多い．また上顎性歯性病変をきたす歯は囊胞の近傍に歯根がある歯である．

　口腔内よりの視診で歯冠部ならびに歯周組織に病変がないにもかかわらず，頑固な歯痛，頰部痛が続き，歯に打診痛を認めるのが特徴である．前述したように上顎洞性・上顎性歯性病変をきたした歯では上顎洞・上顎の病変により逆行性感染を起こし歯根膜炎・歯髄炎をきたしているからである．

(3) 打　　診

　打診の方法は歯軸方向に行う垂直打診（図5-4）が診断に有用である．舌圧子で歯軸方向に歯を軽くたたく．疼痛（打診痛，percussion pain）を認めれば歯の根尖部に病変が存在する．先に述べ

たごとく，上顎洞・上顎病変により引き起こされる歯性病変は逆行性歯髄炎と歯髄壊死であり，打診痛を認める場合が多い。

(4) 電気歯髄診断

逆行性歯髄炎をきたした歯が，生活歯髄かどうかがわかる（図5-5）。病変が進行し歯髄壊死をきたすと電気刺激を加えても反応がなく，歯髄死と判定される。

(5) エックス線検査

齲蝕，歯冠修復歯などの処置歯，辺縁性病変がある場合は，歯冠部に病変がない場合に比べて歯性上顎洞炎なのか上顎洞性歯性病変なのかの診断がつけにくい場合もある。歯性上顎洞炎では原因歯周囲の上顎洞底を中心にして炎症が拡がる上顎洞陰影像を認めることが多い。これに対して上顎洞性歯性病変の場合は，上顎洞陰影は上顎洞全体にわたる均一な陰影像を見ることが多い。

1) エックス線単純撮影（口内法，咬合法）

特に上顎洞が発育しており，歯の根尖部が上顎洞内に突出し，根尖上に骨壁を認めず，歯根膜が上顎洞粘膜に接している例で上顎洞性歯性病変が起こりやすい。歯の根尖部と上顎洞との関係を観察する。術後性上顎囊胞あるいは上顎囊胞がある場合は歯の根尖部と囊胞壁の関係を観察する。

2) パノラマエックス線撮影

読影点はエックス線単純撮影と同じである。

3) エックス線断層撮影

特にエックス線断層撮影矢状断が有用である。この撮影法で歯根尖部と上顎洞底，歯根尖部と囊胞の位置関係が明瞭に診断できる。

急性上顎洞炎による上顎洞性歯性病変では，上顎洞が発育しており，歯の根尖部が上顎洞内に突出し，根尖上に骨壁を認めず，歯根膜が上顎洞粘膜に接している例で上顎洞性歯性病変が起こりやすい（図7-4）。図7-4では，これらの所見に加えて，根尖部と上顎洞底部に炎症所見を認める。

術後性上顎囊胞あるいは上顎囊胞による上顎性歯性病変では，囊胞の圧迫により歯の根尖部に吸収像を認める（図7-6）。

近年，エックス線断層撮影装置はCT撮影装置に取って代わられている。

4) コーンビームCT

コーンビームCTでは，歯の根尖部が上顎洞内にどの程度突出しているのか，根尖上に骨壁がどの程度存在するのか，歯根膜が上顎洞粘膜と接しているのか（図7-2），囊胞の圧迫により歯の根尖部にどの程度吸収しているのか（図7-5，図7-7）などの3次元的診断が正確に行える。

7.4　上顎洞性・上顎性歯性病変による歯性上顎洞炎の治療

(1)　炎症罹患歯が歯髄死に至っていない場合

　上顎洞・上顎病変による歯の炎症罹患が比較的軽度で歯髄死に至っていない場合は，抗菌薬により生活歯髄として復活させる希望が持てる。

1) 急性上顎洞炎による上顎洞性歯性病変

　急性上顎洞炎の保存的治療（抗菌薬による消炎療法），できれば抗菌薬の点滴静脈注射で上顎洞炎と同時に上顎洞病変による炎症罹患歯の消炎療法を行う。上顎洞の病変を治療することで上顎洞性歯性病変は改善する。

2) 術後性上顎嚢胞による歯性病変

　術後性上顎嚢胞の保存的治療（抗菌薬による消炎療法，穿針排膿）・手術的治療を優先させ，術後性上顎嚢胞を治療することで歯性病変は改善する。同時に術後性嚢胞による炎症罹患歯に対しても抗菌薬が有効である。術後性上顎嚢胞は内視鏡下副鼻腔手術のよい適応であり，鼻内から術後性上顎嚢胞の開窓術（ドレナージ手術）を行うことが一般的である（図6-14, 図6-15）。

　術後性上顎嚢胞による上顎性歯性病変に対して，歯科では抜歯を行い口腔内へドレナージを行い，洗浄針を用いて抜歯窩から嚢胞内洗浄を繰り返す処置が行われている（図7-5）。耳鼻咽喉科・頭頸部外科医である著者は，術後性上顎嚢胞に対するこの処置を疑問に思っている。その理由は，

- a) 術後性上顎嚢胞は副鼻腔疾患であり，そのドレナージは口腔内へ行うべきではなく，鼻腔内へ行うことが自然であること。
- b) 嚢胞の圧迫により露出した歯髄は歯髄炎をきたしている。可及的速やかに術後性上顎嚢胞による圧迫を除去し消炎療法を行うことで，炎症に罹患した歯髄は生活歯髄として復活する可能性がある。可及的速やかに鼻腔内から開窓術（ドレナージ手術）を行い，消炎療法を行うことにより炎症罹患歯を保存できる可能性が高まる。逆に早期に適切な治療を行わなければ炎症罹患歯を保存できる可能性が少なくなること。
- c) 炎症罹患歯を保存できる可能性をすてて抜歯を行い，抜歯窩から上顎嚢胞を洗浄しても，術後性上顎嚢胞を完治させることはできないこと。
- d) 洗浄以外の時にたとえ保護床を装着していても，抜歯窩は常に感染経路になること。

などが挙げられる。

　抜歯を行った際に術後性上顎嚢胞と口腔の間に穿孔をきたし排膿してしまった場合でも，同部は1次的に閉鎖し，鼻内から術後性上顎嚢胞の開窓術（ドレナージ手術）（内視鏡下副鼻腔手術）を行い，術後性上顎嚢胞を完治させるべきである。

3) 上顎嚢胞による歯性病変

　嚢胞の全摘出が原則である。手術的治療を優先させ，上顎嚢胞を治療することで歯性病変は改善する。同時に嚢胞による炎症罹患歯に対しても抗菌薬が有効である。

⑵　炎症罹患歯が歯髄死に至っている場合

　上顎洞・上顎病変による炎症罹患歯の炎症が高度で歯髄死に至っている場合は，炎症罹患歯の抜髄処置，感染根処置あるいは抜歯が必要になる。

　上顎洞・上顎病変による炎症罹患歯に対しては，抜歯が行われる場合が多い。上顎洞性・上顎性歯性病変の病態は逆行性歯髄炎・歯髄壊死である。臨床上の問題点は，歯冠部に病変を認めない逆行性歯髄壊死の診断と治療である。逆行性歯髄炎・歯髄壊死が確診できれば抜髄，根管処置，歯根尖切除により上顎洞性・上顎性歯性病変をきたした歯を保存することは可能である。

　歯性上顎洞炎に対しては抗菌薬による消炎治療を行う。保存的治療で改善しない場合は，内視鏡下副鼻腔手術を行う。

著者による歯性上顎洞炎の関連論文

上顎洞性歯性病変の臨床病理組織学的研究．日耳鼻 101：272-278，1998．
難治性鼻アレルギーに対する手術的治療 レーザーを併用した内視鏡下手術．耳鼻臨 91：1213-1217，1998．
重度スギ花粉症の季節前内視鏡レーザー手術．耳鼻臨 92：851-855，1999．
歯性上顎洞炎の病態と内視鏡下鼻内手術の有用性．日耳鼻 104：715-720，2001．
マイクロデブリッダーを用いた内視鏡下鼻内手術時の病理組織検査法．耳展 44：466-470，2001．
歯性上顎洞炎と鼻副鼻腔手術．JOHNS 18：1579-1583，2002．
歯性上顎洞炎の治療戦略．JOHNS 22：44-48，2006．
マイクロデブリッダーとパイプガイドハンドピース．JOHNS 22：489-491，2006．
歯性上顎洞炎に対する内視鏡下鼻内手術時の原因菌処置．耳鼻臨 99：1029-1034，2006．
オフィスサージャリーの適応と限界―鼻・副鼻腔領域―．日耳鼻 109：807-812，2006．
Conebeam CT による歯性上顎洞炎の診断．耳展 50：214-221，2007．
鼻・副鼻腔疾患と短期滞在手術 慢性副鼻腔炎．JOHNS 24：1155-1158，2008．
破折歯による歯性上顎洞炎の病態と治療．日耳鼻 111：739-745，2008．
歯性上顎洞炎．MB ENT 131：65-72，2011．
インプラント治療による歯性上顎洞炎 インプラントの取り扱いと内視鏡下鼻副鼻腔手術の役割．耳展 54：398-405，2011．
現代の歯性上顎洞炎―医科と歯科のはざまで―．九州大学出版会，福岡，2011．
歯科インプラント治療に伴う合併症．日耳鼻 115：994-995，2012．
歯科インプラント治療と上顎洞合併症―耳鼻咽喉科・頭頸部外科と歯科・口腔外科での対応の違い―．インプラントジャーナル 53：25-45，2013．
内視鏡下上顎洞迷入インプラント摘出術―内視鏡下手術と耳鼻咽喉科の役割―．耳展 56：54-58，2013．
歯性上顎洞炎．MB ENT 157：34-39，2013．
経鼻的内視鏡下上顎洞内迷入インプラント摘出術．インプラントジャーナル 54：23-35，2013．
歯科医師が知っておくべき最近の歯性上顎洞炎の病態と治療―耳鼻咽喉科・頭頸部外科医の立場から―．歯科評論 73：73-83，2013．
歯科インプラントのためのサイナストラブル解決法―術後性上顎囊胞―．インプラントジャーナル 56：7-15，2013．
歯性上顎洞炎．ENT 臨床フロンティア 口腔・咽頭疾患，歯牙関連疾患を診る．p255-265．中山書店，東京，2013．
外来でできる歯性上顎洞炎の治療．ENT 臨床フロンティア 口腔・咽頭疾患，歯牙関連疾患を診る．p266-272．中山書店，東京，2013．
歯科インプラント治療による上顎洞炎．耳鼻咽喉科てこずった症例のブレークスルー．p140-141，中山書店，東京，2013．
歯科インプラントのためのサイナストラブル解決法―上顎洞の換気（ventilation）と排泄（drainage）―．インプラントジャーナル 57：7-21，2014．
歯科インプラントのためのサイナストラブル解決法―上顎洞炎を併発した場合，インプラント体，骨補填材は摘出すべきか―．インプラントジャーナル 58：7-18，2014．
歯科修復治療（齲蝕切削・窩洞形成・インレー修復）に伴う歯性上顎洞炎．日耳鼻 117：809-814，2014．
歯科インプラント治療後に上顎洞炎が生じた．JOHNS 30：1255-1257，2014．
歯科インプラントのためのサイナストラブル解決法 上顎洞内にインプラントが迷入したらどうするか．インプラントジャーナル 59：7-16，2014．
歯性上顎洞炎の原因歯の取り扱い．日本医事新報 4725：58，2014．
歯の臨床組織解剖を理解する．耳・鼻・のどのプライマリケア．p88-93，中山書店，東京，2014．
上顎洞炎・上顎性歯性病変による副鼻腔炎．耳・鼻・のどのプライマリケア．p94-99，中山書店，東京，2014．
最近の歯性上顎洞炎の病態の特徴．耳・鼻・のどのプライマリケア．p100-105，中山書店，東京，2014．

最近の歯性上顎洞炎の診断・治療．耳・鼻・のどのプライマリケア．p106-111，中山書店，東京，2014．
デンタルインプラント治療に伴う上顎洞合併症に耳鼻咽喉科はどう対応するか．耳・鼻・のどのプライマリケア．p112-117，中山書店，東京，2014．
鼻・副鼻腔の外来手術．耳・鼻・のどのプライマリケア．p118-128，中山書店，東京，2014．
歯科インプラントと鼻副鼻腔手術．JOHNS 31：219-222，2015．
歯科インプラントのためのサイナストラブル解決法　上顎洞粘膜の肥厚をどうとらえるか．インプラントジャーナル 61：7-21，2015．
Current Pathophysiology and Management of Odontogenic Maxillary Sinusitis. Asian Rhinology Journal 2；48-60，2015．
歯科インプラントのためのサイナストラブル解決法　歯科インプラント治療に伴う上顎洞炎の病態と治療．インプラントジャーナル 63：7-23，2015．
オフィスサージャリーの局所麻酔．実践耳鼻咽喉科・頭頸部外科オフィスサージャリー．p18-30，中山書店，東京，2015．
内視鏡下鼻・副鼻腔手術．実践耳鼻咽喉科・頭頸部外科オフィスサージャリー．p56-58，中山書店，東京，2015．
下鼻甲介肥大に対する下鼻甲介手術．実践耳鼻咽喉科・頭頸部外科オフィスサージャリー．p68-70，中山書店，東京，2015．
鼻茸摘出術．実践耳鼻咽喉科・頭頸部外科オフィスサージャリー．p71-72，中山書店，東京，2015．
鼻前庭嚢胞開窓術・摘出術．実践耳鼻咽喉科・頭頸部外科オフィスサージャリー．p82-83，中山書店，東京，2015．
鼻・副鼻腔手術後の再手術，補正手術．実践耳鼻咽喉科・頭頸部外科オフィスサージャリー．p84-89，中山書店，東京，2015．
副鼻腔嚢胞開窓術．実践耳鼻咽喉科・頭頸部外科オフィスサージャリー．p90-92，中山書店，東京，2015．
上顎洞異物摘出術．実践耳鼻咽喉科・頭頸部外科オフィスサージャリー．p93-97，中山書店，東京，2015．
鼻中隔矯正術．実践耳鼻咽喉科・頭頸部外科オフィスサージャリー．p98-102，中山書店，東京，2015．

索　引

ア行

アスピリン喘息　91
インプラント　49
インプラント体の上顎洞内迷入　49
齲歯　14
齲蝕　14
齲蝕の進行度分類　68
齲蝕円錐　14
エックス線検査　71
エックス線単純撮影　72
エックス線断層撮影　73
エナメル質　14
エナメル小柱　14
炎症性囊胞　46, 99
遠心　7

カ行

顎骨炎　31
顎骨骨髄炎　31
下鼻甲介肥大　62
眼窩下神経　18
眼窩下神経後上歯槽枝　18
眼窩下神経後上歯槽枝ブロック（伝達麻酔）　21
眼窩下神経前上歯槽枝　18
眼窩下神経前上歯槽枝ブロック（伝達麻酔）　21
眼窩下神経ブロック（伝達麻酔）　21
換気（上顎洞の換気）　62
含歯性（濾胞性歯）囊胞　44
気管支喘息　91
逆行性歯髄炎　117
逆根管充填　88
急性根尖性歯周炎　27
頬骨神経　18
頬側　7
頬側根　7
頬側歯肉粘膜骨膜弁閉鎖法　110
近心　7
原因歯の治療　102
犬歯　6
犬歯窩　22

コーンビーム（Conebeam）CT 撮影　74
口蓋側粘膜骨膜弁閉鎖法　110
口蓋側　7
口蓋根　7
口蓋島状粘膜骨膜弁閉鎖法　110
硬化性骨炎　10
口腔・上顎洞穿孔　49, 57
口腔・上顎洞瘻　49, 57
口腔・上顎洞瘻閉鎖手術　108
口腔側　7
咬合法（エックス線単純撮影）　72
好酸球性副鼻腔炎　63
後篩骨蜂巣　97
後上歯槽枝　18
鉤状突起　97
口内法（エックス線単純撮影）　72
後鼻神経　18
骨硬化症　10
骨補塡材の上顎洞内漏出　49
固有歯槽骨　8
根管　11
根管充填　36, 88
根管処置　88
根管側枝　11
根管部　5
根尖孔　11
根尖性歯周炎　26
根尖切除術　88
根尖病巣　15, 31
根尖部　5
根尖分枝　12

サ行

三叉神経　18
CT 撮影　74
歯科インプラント治療　58
歯牙記号　7
歯科矯正　49
歯科治療に伴う上顎洞炎　50
歯冠　5

歯冠修復　26
歯頸　5
歯頸線　5
歯頸部粘膜切開法　90，92
歯原性嚢胞　44，99
篩骨胞　97
歯根　5
歯根・上顎洞の距離　17
歯根肉芽腫　31
歯根嚢胞　46，99
歯根膜　10
歯根膜線維　8
歯根膜隙　10
歯根膜腔　10
支持歯槽骨　8
歯種　6
歯周靱帯　10
歯周組織　6
視診　67
歯髄　11
歯髄腔　11
歯髄腔の異常　12
歯髄細胞　12
歯髄死歯　14
歯性感染症　26
歯性上顎洞炎の急性憎悪　88
歯性上顎洞炎の原因　25
歯性上顎洞炎の治癒遷延化因子　59
歯性上顎洞炎の分類　23
歯性上顎洞炎の誘因　29
歯性副鼻腔炎　24
歯槽　8
歯槽孔　18
歯槽硬線　10
歯槽骨　8
歯槽骨炎　26
歯槽突起　8
歯槽膿漏　43
失活歯　14
歯内療法　33，48，87
歯肉　5
歯肉肉芽腫　68
歯肉粘膜骨膜弁閉鎖法　110
歯肉膿瘍　68
シャーピー線維　10
修復治療　36，49
手術用顕微鏡　88
術後性上顎嚢胞　47，99
上顎神経　18
上顎結節　18
上顎結節法　21

上顎骨　58
上顎骨内異物　48，49
上顎歯の神経　18
上顎性歯性病変　112
上顎洞内異物　49
上顎洞癌　66
上顎洞根本手術　91
上顎洞自然口の開大処置　91
上顎洞試験穿刺　71
上顎洞真菌症　66
上顎洞性歯性病変　112
上顎洞穿刺洗浄　91
上顎洞底挙上術　49，56，57
上顎洞の換気と排泄　62
上顎洞の発育　16
上顎洞自然口　97
上顎洞膜様部　97
上顎嚢胞　44，99
小臼歯　6
小口蓋神経　20
上行性歯髄炎　117
上昇性歯髄炎　117
歯瘻　36
真菌性歯性上顎洞炎　61
唇側　7
震盪（歯の）　38
髄室　11
垂直打診　70
生活歯　14
切歯　6
切歯孔　18
切歯乳頭　22
舌側　7
セメント芽細胞　14
セメント質　14
前篩骨蜂巣　95
前上歯槽枝　18
前庭側　7
象牙芽細胞　12
象牙基質　12
象牙細管　12
象牙質　12
象牙質・歯髄複合体　39
象牙線維（Tomes 線維）　12

タ行

大臼歯　6
大口蓋孔　18
大口蓋神経　18
大口蓋神経ブロック（伝達麻酔）　21
打診　70

打診痛　70
脱臼（歯の）　38
脱落（歯の）　38
単純懸垂縫合　90
中鼻甲介蜂巣　62
中鼻道自然口ルート　62
電気歯髄診断　70

ナ行

内視鏡下副鼻腔手術（Endoscopic sinus surgery）　94
難治性歯性上顎洞炎　65
2次象牙質　12
2等分面法　72
ネブライザー療法　91
粘液線毛輸送機能　62
粘膜下下鼻甲介骨切除術　94
粘膜防御機能　62

ハ行

歯　6
　　歯の外傷　39
　　歯の記号（歯牙記号）　7
　　歯の血管　15
　　歯の神経　18
　　歯の打撲　38
　　歯の破切　39
排泄（上顎洞の排泄）　62
破切歯　39
破切歯の分類　39
発育性囊胞　44, 99
抜歯　49, 86
白線　10
パノラマエックス線撮影　73
鼻アレルギー　91
鼻口蓋管（切歯管）囊胞　46
鼻口蓋神経　20
鼻口蓋神経ブロック（伝達麻酔）　22
鼻腔整復術　98

鼻腔側壁整復術　98
非歯原性囊胞　46
鼻処置　91
鼻中隔矯正術　94, 97
鼻中隔弯曲　62
鼻内篩骨洞手術　95
鼻内上顎洞手術　97
鼻内蝶形骨洞手術　99
副鼻腔真菌症　64
副鼻腔の換気（ventilation）と排泄（drainage）　94
ヘリカル（Helical）CT撮影　74
辺縁性歯周炎　26
辺縁部　5
方向用語　7
放射線被曝線量　76
ボクセルサイズ　76
保存的治療（歯性上顎洞炎の）　89

マ行

マクロライド療法　90
慢性根尖性歯周炎　27
無症状の根尖病巣　105
メタルアーチファクト　76
網状根管　12
問診　66

ヤ行

羊皮紙様感　70

CRP（Curved multiplanar reconstruction）　82
Haller's cell　62
MRP（Multiplanar reconstruction）　77
Ostiomeatal complex　62
Sinus Lift　56, 57
Socket Lift　57
Tomes 線維　12
Trapezoidal incision（Wassmund法）　92
Volume rendering　82

〈著者紹介〉

佐藤公則（Sato Kiminori）

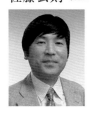

現　在：佐藤クリニック　耳鼻咽喉科・頭頸部外科
　　　　　　　　　睡眠呼吸障害センター　院長
　　　　　　　　　ホームページ　http://sato-clinic.jp/
　　　　久留米大学医学部耳鼻咽喉科・頭頸部外科　客員教授

略　歴：
1983年3月　久留米大学医学部医学科卒業
1987年3月　久留米大学大学院医学研究科博士課程修了
1991年4月　久留米大学講師　医学部耳鼻咽喉科学講座
2000年4月　久留米大学客員助教授　医学部耳鼻咽喉科・頭頸部外科学講座
2007年4月　久留米大学客員准教授　医学部耳鼻咽喉科・頭頸部外科学講座
2009年4月　久留米大学客員教授　医学部耳鼻咽喉科・頭頸部外科学講座

主要研究領域は，喉頭の機能形態学，分子生物学，再生医療，声帯の細胞と細胞外マトリックス。
趣味は，ヴァイオリン，テニス，心を動かされる物・事を観たり，聴いたり，読んだりすること。

日本耳鼻咽喉科学会専門医
日本気管食道科学会専門医
日本睡眠学会認定医
死体解剖資格認定（病理解剖）
医学博士

受　賞（主なもの）：
1998年：*Young Faculty Research Award*
　　　　American Laryngological Association（アメリカ喉頭科学会）
2005年：*Poster Presentation First Place Award*
　　　　American Broncho-Esophagological Association（アメリカ気管食道科学会）
2005年：*Poster Presentation First Place Award*
　　　　American Laryngological Association（アメリカ喉頭科学会）
2006年：*Casselberry Award*
　　　　American Laryngological Association（アメリカ喉頭科学会）
2007年：*Poster Presentation Third Place Award*
　　　　American Laryngological Association（アメリカ喉頭科学会）
2008年：*Broyles-Maloney Thesis Award Honorable Mention*
　　　　American Broncho-Esophagological Association（アメリカ気管食道科学会）
2009年：*Seymour R. Cohen Award*
　　　　American Broncho-Esophagological Association（アメリカ気管食道科学会）
2009年：*Honorary Fellowship*
　　　　The Philippine Society of Otolaryngology-Head and Neck Surgery
　　　　（フィリピン耳鼻咽喉科・頭頸部外科学会）
2011年：*Poster Presentation Second Place Award*
　　　　American Broncho-Esophagological Association（アメリカ気管食道科学会）
2012年：*Guest of Honor Award*
　　　　American Broncho-Esophagological Association（アメリカ気管食道科学会）
2013年：*Presidential Citation Award*
　　　　American Laryngological Association（アメリカ喉頭科学会）
2014年：*Poster Presentation First Place Award*
　　　　American Broncho-Esophagological Association（アメリカ気管食道科学会）
2015年：*Poster Presentation Second Place Award*
　　　　American Broncho-Esophagological Association（アメリカ気管食道科学会）

現代の歯性上顎洞炎［改訂第2版］
──医科と歯科のはざまで──

2011 年 5 月 31 日　初版発行
2016 年 1 月 31 日　改訂第 2 版発行

著　者　佐　藤　公　則
発行者　五十川　直　行

発行所　一般財団法人　九州大学出版会
〒814-0001　福岡市早良区百道浜 3-8-34
九州大学産学官連携イノベーションプラザ 305
電話　092-833-9150
URL　http://kup.or.jp/
印刷・製本／大同印刷㈱

© Kiminori Sato, 2016　　　　　ISBN 978-4-7985-0173-4